kailash

NATHALIE STÜBEN

OHNE ALKOHOL

DIE BESTE ENTSCHEIDUNG MEINES LEBENS

Erkenntnisse, die ich gern früher gehabt hätte

kailash

MIX
Papier aus verantwortungsvollen Quellen
FSC® C083411

Penguin Random House Verlagsgruppe FSC® N001967

4. Auflage

in der Penguin Random House Verlagsgruppe GmbH
Neumarkter Str. 28, 81673 München
Lektorat: Nastasja S. Dresler
Satz: Satzwerk Huber, Germering
Umschlaggestaltung: Daniela Hofner, ki 36 Editorial Design, München
Fotos der Autorin: Puria Rahavi und Luca Köhler,
Beech Studios, Rosenheim
Illustrationen: Christian Sommer
Druck und Bindung: CPI books GmbH, Leck
Printed in Germany
ISBN 978-3-424-63223-1
www.kailash-verlag.de

Besuchen Sie den Kailash Verlag im Netz:

MOMENTS of Happiness LitLounge.tv SINN SUCHER

Für Stefan

Inhalt

Vorwort

»Ein Leben ohne Alkohol ist keine Qual. Es bedeutet Freiheit.«

Mit diesen Sätzen schließe ich jede Folge meines Podcasts. Sie sind die Quintessenz meiner Abstinenz. Ich dachte wirklich mal, ein Leben ohne Alkohol bedeute Verzicht.

Was für ein Irrtum.

Einer von vielen, über die ich in diesem Buch aufklären werde. Einer von vielen, die mir den Weg in ein zufriedenes Leben so lange versperrt haben. Und nicht nur mir. Diese Irrtümer geistern durch unsere Gesellschaft, sie geistern durch die Generationen und durch die Institutionen.

Das muss sich ändern. Denn die Zahlen in Deutschland sind alarmierend.

Rund 12,7 Millionen Menschen betrinken sich mindestens einmal im Monat. Rund 1,4 Millionen fügen sich durch ihren Alkoholkonsum bereits nachweislich Schaden zu. Rund 6,7 Millionen trinken fast jeden Abend mehr als ein Glas. Und rund 1,6 Millionen Menschen sind hierzulande abhängig von Alkohol.

Das ist Wahnsinn. Und doch lassen uns diese Zahlen erstaunlich kalt. Was daran liegt, dass Menschen Statistiken nur schwer auf ihren Alltag übertragen können. Es braucht Geschichten, die solche Fakten ins Leben übersetzen. Das ist ein Grund, warum ich meine Geschichte hier erzähle. Und es ist *der* Grund, warum ich mir dafür Unterstützung geholt habe.

Denn nicht nur ich werde in diesem Buch von meinen Erfahrungen berichten. Auch meine Schicksalsgefährtinnen und Schicksalsgefährten kommen zu Wort. Also jene, die mir im Zuge meiner Arbeit begegnet sind – weil sie meine Online-Programme absolviert haben, weil sie meinen Podcast *Ohne Alkohol mit Nathalie* hören oder weil sie sich meinen gleichnamigen YouTube-Kanal anschauen. Ich habe manche ihrer Aussagen gekürzt und einige wenige Namen geändert, wenn jemand nicht erkannt werden wollte. Die meisten jedoch freuen sich, ihre Namen hier zu lesen.

So oder so: Es sind alles Stimmen von Menschen, die diesen Irrtümern in Bezug auf Alkohol ebenfalls auf den Leim gegangen sind. Menschen wie ich. Menschen wie Ihr bester Freund oder Ihre Partnerin. Menschen wie Ihr Chef oder Ihre Zahnärztin. Und vielleicht ja Menschen wie Sie.

Sollte das so sein, möchte ich Ihnen als Allererstes sagen: Sie sind nicht allein, und Sie können etwas ändern. Lassen Sie's uns gemeinsam tun.

Vielen Dank fürs Lesen und von Herzen alles Liebe

Ihre Nathalie Stüben

1

Ich dachte, das Problem liegt woanders

Ein verhängnisvoller Trugschluss

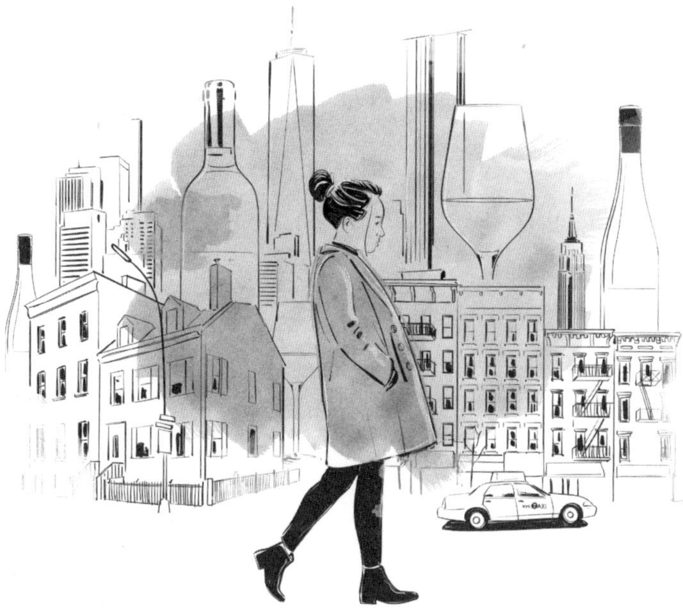

New York City, Heiligabend 2014.

Ein Borstenschwein galoppiert auf mich zu. Ich verfalle in Schockstarre.

»Romeo! Sei brav, my boy«, ruft sein Frauchen.

Romeo stoppt, schlittert mit seinen Hufen noch ein paar Zentimeter über den Holzboden, kommt genau vor mir zum Stehen und fängt an, mich zu beschnüffeln. Es stimmt also wirklich. Hier, mitten in Queens, lebt eine fünfköpfige Familie mit einem 130 Kilo schweren Borstenschwein unter einem Dach. Illegalerweise. Jürgen grinst, kniet sich mit der Kamera auf den Schultern hin und fängt an zu filmen. Ich gucke Ivo an, der gerade ein Mikrofon in die Angel klemmt. Als er mich sieht, müssen wir beide lachen.

Es ist so ein Tag, wie nur New York ihn hervorbringen kann. Ich drehe meinen ersten Fernsehbeitrag für die ARD, und es läuft. Romeo bleibt brav, sein Frauchen gibt gute Interviews, und als wir wieder in Manhattan sind, lädt Jürgen Ivo und mich zu Austern und Sauvignon blanc ein.

»Weil das so ein netter Dreh war.«

Ivo erzählt mir, dass seine Frau auch aus Wuppertal kommt, wie ich – lustig.

»Sie würde sich bestimmt freuen, wenn du heute Abend mit uns isst. Meine Tochter ist auch da.«

Was für eine schöne Einladung. Ich verlasse den Laden und mache mich auf den Weg zu meinem Zimmer im East Village, um mir vorher noch etwas Frisches anzuziehen und die Zähne zu putzen. Kurz vor der Grand Central Station spricht mich ein Typ an. Groß, schlank, gut gekleidet.

»Hey, eine Frage, ich habe noch ein Ticket für die Carnegie Hall übrig. Da spielt gleich das New York String Orchestra. Hättest du Lust, mich zu begleiten?«

»Äh, what? Ja!«

Wie geil ist das denn? Mal eben so in eines der besten Konzerthäuser der Welt eingeladen werden. Und der Typ ist auch nicht schlecht.

Eine halbe Stunde später sitze ich neben ihm in einem der roten Samtsessel. Wir unterhalten uns noch kurz, dann beginnt das Konzert. Danach verabschieden wir uns, und ich nehme den Bus Richtung Christopher Street, wo Ivo wohnt. Seine Frau und seine Tochter sind genauso herzlich wie er. Während Ivo sich ums Essen kümmert, stellen sie mir Fragen. Was führt dich nach New York? Wofür interessierst du dich? Was begeistert und was ärgert dich? Wo willst du hin? Was treibt dich an? Wow.

Beseelt von so viel aufrichtigem Interesse verlasse ich das Haus, werfe einen Blick auf den Hudson River und laufe gen Osten. Was ist das bloß mit dieser Stadt? Ich zünde mir eine Zigarette an und muss an Edmund Stoiber denken. Oder besser gesagt an einen Kommentar über ihn, den ich mal in Brüssel von einem EU-Abgeordneten gehört habe. Der sagte: »Brüssel macht aus jedem einen Europäer. Sogar aus Edmund Stoiber.« Ich puste den Rauch in die kalte Winterluft. Macht New York aus jedem einen Weltbürger? Führt die Dichte an Lebensentwürfen, Religionen, Geschlechtern und Hautfarben dazu, dass hier für Kleingeistigkeit einfach kein Platz mehr ist? Gehöre ich hier vielleicht hin?

Restless as a willow in a windstorm

In meine Überlegungen dringen Männerstimmen, die Weihnachtslieder singen. Ich trete an die Fensterscheibe einer Bar und wische mit meinem Ärmel ein Guckloch ins Kondenswasser. Drinnen steht ein Flügel, drum herum sitzen ein paar Menschen, die trinken – und singen.

»Möchtest du reinkommen, Honey?«

Ich zucke zusammen. Ein riesengroßer Türsteher lächelt mich an.

»Hm, Lust hätte ich.«

Aber eigentlich wollte ich heute nicht so viel trinken. Und eigentlich habe ich auch kaum noch Geld übrig. Aber er lacht so freundlich, und ich denke mir: *Come on, it's Christmas.* Und die veranstalten Weihnachtslieder-Karaoke am Flügel. Geht's cooler?

»Du musst nur wissen, dass das 'ne Schwulenbar ist, Sweetheart«, sagt der Türsteher.

»So? Störe ich da?«

Ich schmeiße meine Zigarette auf den Boden und trete sie aus.

»Nein, du siehst nur aus, als würdest du jemanden suchen.«

Ich komme mir ertappt vor. Sieht man mir an, wie sehr ich mich nach einem Partner sehne? Der Türsteher legt seine Pranke auf meine Schulterblätter, zwinkert mir zu und schiebt mich sanft ins Innere. Aus den Weihnachtsliedern sind mittlerweile Filmklassiker geworden. Ich setze mich auf einen Hocker am Flügel, bestelle ein Glas Weißwein und schließe die Augen. Der Pianist stimmt ein Lied an, das ich nicht kenne. Mein Sitznachbar fängt an zu singen. Und ich bekomme Gänsehaut.

»I am restless as a willow in a windstorm. I'm as jumpy as a puppet on a string. I'd say that I had spring fever. But it isn't even spring.«

Er singt über mich. Ruhelos wie eine Weide im Sturm. Ferngesteuert wie eine Marionette. Es brodelt in mir. Aber meine Zeit scheint noch nicht gekommen zu sein.

»I am starry-eyed and vaguely discontented. Like a nightingale without a song to sing.«

Im Ernst: Wurde dieser Song für mich geschrieben? Diese permanente Unzufriedenheit, die jeden Anflug von Begeisterung wieder trübt. Dieses ständige Gefühl, mein Potenzial nicht ausschöpfen zu können. Wie eine Nachtigall ohne Lied.

»I keep wishing I were somewhere else. Walking down a strange new street. Hearing words that I have never heard. From a girl I've yet to meet.«

Jetzt kommen mir die Tränen. Auch ich wünsche mir immer, woanders zu sein. Hetze durch fremde Straßen. Suche nach dem Mann meiner Träume und lege dafür jede noch so belanglose Geste als Liebesbeweis aus.

Als die letzten Töne durch die Bar hallen, hält mir ein spindeldürrer Santa Claus ein Taschentuch hin. Es ist mir peinlich, dass ich weine. Außerdem ist mein Glas leer. Ich lege einen Schein auf den Flügel und verlasse den Laden. Draußen legt mein Türsteher einen Arm um mich und zeigt auf die andere Straßenseite.

»Hey Babygirl, schau mal da drüben, da ist 'ne Bar, die heißt ›Arthur's Tavern‹. Da gibt's auch gute Musik – und da sind sie hetero.«

Er lacht sein warmes Lachen. *Sehr gut,* denke ich und laufe wieder los. Auf diffuse Art und Weise ist mir in diesem Moment klar, was mich dorthin treibt. Ich will trinken, und zwar so richtig. Und eigentlich wollte ich genau das schon den ganzen Tag. Der Dreh war nicht so toll, wie es sich anhört. Ja, es funktionierte alles. Aber ich konnte mich nicht darüber freuen, keine Sekunde davon genießen. Die komplette Zeit über hatte ich Angst zu versagen, mich dumm anzustellen, es nicht perfekt zu machen. Dieses ewige Ziehen in meinem Bauch war so stark, dass es schon einem Krampf glich. Als Ivo auf dem Rückweg sagte: »Good job, Nathalie!«, glaubte ich ihm nicht. *Er ist einfach sehr nett,* dachte ich und grübelte schon darüber, wie ich im Schnitt gute Arbeit leisten kann.

Wann beginnt mein Leben?

Der Druck in der Journalismusbranche ist immens. Wer in einem der angesehenen Medienhäuser landen will, muss liefern. Ich machte in New York das letzte von unzähligen Praktika, um mich zu etablieren. Und jeden Tag bereitete mir die Frage, ob ich das wohl schaffen würde, Bauchschmerzen. Dabei standen meine Chancen hervorragend. Ich war fleißig und verliebt in diesen Beruf. Ich hatte jahrelange Berufserfahrung, hatte eine der renommiertesten Journalistenschulen des Landes besucht und hörte permanent, wie talentiert ich sei. Doch all das kam nicht an gegen diese gefühlte Unzulänglichkeit. Gegen die Sorge, dass all das nicht reicht. Dass ich nicht reiche. Es kam nicht an gegen dieses Gefühl, das im Englischen »anxiety« heißt und für das es im Deutschen keine treffende Übersetzung gibt. Am ehesten lässt es sich als eine Kombination aus Anspannung, Nervosität und unbegründeter Angst umschreiben. Diese Gefühlsmischung war meine ständige Begleiterin, seit Jahren. Wie ein Grundrauschen, das alle anderen Klänge stört. Ich erklärte mir das damals mit meiner ungewissen Zukunft. Ende zwanzig, noch immer nicht fest im Job und noch immer Single, obwohl ich es nicht sein wollte. Kein Wunder, dass Sorge und Sehnsucht mich zerfraßen, oder?

Als Jürgen nach dem Dreh sagte: »Lieber Ivo, liebe Nathalie, ich lade euch jetzt zu Austern und Sauvignon blanc ins ›Dock's‹ ein«, spürte ich zum ersten Mal an diesem Tag so etwas wie Erleichterung. Die Austern waren mir egal, sogar das Ambiente war's. Es gab Wein! Und wie so oft war ich diejenige, die ihr Glas zuerst leerte. Jürgen gab noch eine Runde aus. Und danach war mir eigentlich schon klar, wie dieser Tag enden würde. Mein Fokus verschob sich Richtung Absturz, auch wenn ich mir das zu dem Zeitpunkt noch nicht eingestanden hatte.

Als mich dann der Typ mit den Konzertkarten ansprach, fand ich eher die Situation cool als das Konzert. Mal ganz davon abgesehen, dass ich vom New York String Orchestra im Leben noch nichts gehört hatte, hätte ich mich über eine Einladung in eine Bar mehr gefreut. Es war kein Interesse am Konzert, das mich mitkommen ließ. Es war das Bild, das ich von einem aufregenden Leben hatte. Und die Hoffnung, dass diese Zufallsbegegnung der Beginn einer Liebesgeschichte sein würde: Es hätten Millionen sein können, aber er fragte *mich*. Ja, es wäre wirklich ein perfekter Anfang gewesen.

War es aber nicht. Also so gar nicht. Als ich neben ihm saß, beschäftigte sich mein Kopf vor allem mit mir selbst. *Ob er wohl riecht, dass ich geraucht und getrunken habe? Nicht bewegen, zur Seite atmen, dann riecht er's vielleicht nicht. Er raucht bestimmt nicht. Er treibt bestimmt voll viel Sport. Ob er mich wohl attraktiv findet? Wahrscheinlich etwas zu dick. Boah, ich muss echt abnehmen. Ob's bei Ivo und seiner Familie wohl gleich Wein gibt? Oh bitte. Ich hab so Bock auf Wein.* Nach dem Konzert verabschiedete mich der Typ noch im Foyer. Als könnte er es kaum erwarten, dass sich unsere Wege wieder trennen. Ich war kurz traurig. Dann kaufte ich eine Flasche Wein, als Mitbringsel. Wirkte höflich, diente aber eigentlich dazu, mich selbst zu versorgen.

Das Abendessen bei Ivo war wirklich schön. Aber es konfrontierte mich auch mit meiner Einsamkeit. Mit all dem, was ich nicht hatte. Die drei waren so süß zueinander. So angekommen in ihrem coolen New Yorker Leben. Und so mit sich im Reinen, dass sie mir wirklich zuhören konnten. Die ganze Atmosphäre war derart angenehm, dass es meinem Herz Stiche versetzte. Ich fragte mich, ob es mir je gelingen würde, etwas Vergleichbares aufzubauen. Und ich fragte mich, ob Ivo mir wohl endlich mal nachschenken würde. Aber es war schnell klar, dass ich mich mit ihnen nicht betrinke. Kurz nach dem Essen verließ ich das Haus, steuerte instinktiv die Partymeile an und überlegte, ob New York vielleicht die Lösung ist. Ob diese Stadt die Antwort auf mein ganzes Wollen bereithält. Es war so absurd, ich machte eine gigantische Erfahrung nach der nächsten, konnte mich kaum retten vor spannenden Begegnungen und fühlte mich trotzdem nur wie eine Beobachterin. Als sei ich abgekoppelt von der Welt um mich herum. Irgendetwas fehlte mir, um *wirklich* teilnehmen zu können. War es der richtige Job? Die richtige Zahl auf der Waage? Der richtige Mann? War es die richtige Stadt? Ich befand mich im Epizentrum des Geschehens und hatte nur eine Frage im Kopf: *Wann beginnt mein eigentliches Leben?*

Blitzverliebt

In der Bar, die mir der Türsteher empfohlen hat, spielt eine Band Live-Jazz. Ich mag keinen Jazz. Egal. An der langen Theke sitzen New Yorker Schönheiten mit bunten Seidenkleidern und geföhnten Haaren, ihre Absätze lässig hinter den Fußring der Hocker gehakt. Ich bin seit siebzehn Stunden auf den Beinen, trage noch immer die schwarzen Leggings und den grauen Wollpulli vom Morgen, mein Dutt hängt auf halb acht, und mein Mascara ist verschmiert. Dann lese ich »cash only«. Ich habe noch 14 Dollar Bargeld und scanne die Bar nach Typen, die mir den Abend finanzieren. Einer sticht mir sofort ins Auge, weil er so attraktiv ist. Dunkelblauweiß gestreiftes Hemd, dunkle Haare, lautes Lachen, wache Augen. Sexy. Und eindeutig eine Liga zu hoch für mich. Daneben sitzt ein teigiger Typ mit Brille und Pulli mit aufgedruckten Achtelnoten. Schon eher. Ich setze mich neben ihn und bestelle einen Wodka Cranberry.

Die Barfrau bewegt sich wie eine rhythmische Sportgymnastin. Ihre Flaschen tanzen in der Luft, die Spirituosen fliegen wie Seidenbänder ins Glas. Plötzlich kippt Aufdruckpulli nach hinten. Reflexartig halte ich ihn fest. Keine Ahnung, woran das liegt, aber mein Reaktionsvermögen ist selbst unter Alkoholeinfluss noch überdurchschnittlich. Aufdruckpulli inspiziert seinen Hocker und sagt:

»Mann, der Stuhl ist nicht gerade stabil.«

Klar, der Stuhl. Ich muss lachen und stelle mich vor. Er und sein Freund kommen aus Brasilien. Keine Ahnung, was da so abgeht, ich habe nur ein bisschen über Dilma Rousseff gelesen.

Ich also: »Was hältst du von Dilma Rousseff?« Er: »Oh Lord, wie viel Zeit hast du?«

»Viel.«

Er lacht und wendet sich Sexy zu.

»Sie möchte wissen, was ich von Dilma halte.«

Sexy schreit: »Oh God!«, winkt ab und schaut Richtung Bühne.

Ich fühle mich auf der Stelle wohl. Die sind witzig. Aufdruckpulli erzählt mir vom Süden Brasiliens, dass er mittlerweile in den USA lebt und sein Freund zu Besuch ist. Dass sein Freund Anwalt und er Violinist ist. Warum er für Kafka schwärmt und nicht so auf Karneval steht, ob ich noch einen Wodka Cranberry will? Jackpot.

Sein Allgemeinwissen imponiert mir, und ich merke, dass ich ihm gefalle. Aber mein Blick fällt immer wieder auf Sexy, der so begeistert von der Musik ist, dass er sich kaum auf seinem Hocker halten kann. Zwischen Hüftschwüngen und Yeah-Rufen dreht er sich immer wieder zu uns um, klinkt sich ins Gespräch ein. Scharfsinnig und witzig, mit einer Wahnsinnsstimme. Tenor mit diesem dunklen Timbre. Ich strahle ihn an. Er zieht mich vom Hocker und tanzt mit mir. Jetzt bin ich blitzverliebt. Sobald mein Wodka Cranberry leer ist, stellt mir die Barfrau einen neuen hin. Mit jedem einzelnen fühle ich mich ein bisschen mehr wie eine der Schönheiten vom Anfang der Theke. Und Jazz finde ich auf einmal auch ganz gut.

Das Licht geht an. Sperrstunde. No! Der Abend kann unmöglich schon zu Ende sein.

»Möchtest du noch mit zu uns ins Hotel kommen? Wir haben da ganz viel Wein.«

Yeah. Wir steigen ins Taxi, und als wir durch die Hotellobby schwanken, komme ich mir nicht nur superschön vor, sondern auch total verrucht. Das Zimmer ist edel, warme Farben, große Sessel, große Fensterfront. Davor an die zwanzig Flaschen Rotwein. Wir legen uns aufs Bett. Sexy öffnet eine Flasche und schüttet den Wein in zwei Burgundergläser. Sie rotieren zwischen uns dreien. Dann fangen die beiden an, mich zu streicheln, mich zu küssen. Irgendwann sind wir nackt. Und ich bin zu betrunken, um klarzustellen, dass ich eigentlich nur Sexy will.

Ein paar Stunden später rüttelt jemand an mir. Ich öffne die Augen und blicke in Sexys Gesicht. Er ist frisch geduscht, strahlt mich an und hält mir einen Kaffee hin.

»Good morning, Beauty. Wir müssen gehen, wir fahren heute nach Boston. Möchtest du Kaffee?«

Ich möchte sterben und kann mir nichts Schlimmeres vorstellen als aufzustehen. Aber seine Körpersprache ist eindeutig. Ich quäle mich aus dem Bett. Mein Kopf pocht. Das Zimmer erscheint mir nicht mehr halb so schön. Wo sind meine Klamotten? Ich finde sie auf dem Badezimmerboden. Sie sind nass. Ich rufe: »Oh no, man! Alles ist nass. Alles!«

Die beiden kriegen einen Lachkrampf.

»Noooo, shit! Aber wir bringen dich eh nach Hause.«

Ich ziehe meine nassen, stinkenden Klamotten an und bin froh, darin nicht mit der U-Bahn fahren zu müssen.

Als das Taxi vor meiner Tür hält, kommt die Leere. Ich will nicht allein sein. Aufdruckpulli umarmt mich und schaut mich an, als wäre ich die Liebe seines Lebens. Dann umarme ich Sexy, winke, steige die Treppenstufen hinauf zu meinem Zimmer im vierten Stock, schäle mich aus meinen nassen Klamotten und schlüpfe unter die dünnen Laken. Als ich liege, überwältigen mich meine Gefühle. Es ist Weihnachten, und ich bin mutterseelenallein. Wieso bin ich nur so allein? Ich weine, bis keine Tränen mehr da sind. Dann sind auch keine Gefühle mehr da. Ich starre an die Decke, abgestumpft mit Lust auf nichts. Der Tag ist verloren, die Zeit verschwimmt. Ich schlafe ein, ein paar Stunden später weckt mich der Hunger. Ich quäle mich aus dem Bett, kaufe mir tonnenweise Asian Food, steige wieder die Treppen hoch und bin schon im zweiten Stock außer Atem. Oben verschlinge ich das Essen und fühle mich widerlich. Als ich den Müll neben die Tür stelle, fällt mein Blick auf den Spiegel an der Wand. Ich sehe eine Fremde.

Eine Nachricht von Sexy erscheint auf meinem Handy: »Hei beautiful girl!!! Are you ok? We are in Boston, and the trip was a little … Sleepy … Kkkkkk … We want to thank you for the company last night!! Keep in touch!!! You should be here!!! Kisses from the Brazilian guys!!!«

Ein Funken Freude springt durch meinen Bauch. Sexy schreibt mir. Sexy hat also Interesse an mir. Könnte das mit uns funktionieren? Ich könnte Portugiesisch lernen und nach Brasilien ziehen. Oder wir könnten in New York leben. Wäre das für Aufdruckpulli okay? Das zwischen Sexy und mir ist immerhin etwas Besonderes, das spüre ich.

In den nächsten Wochen texten wir, und ich verliere mich in Zukunftsszenarien, die nichts mit dem zu tun haben, was passiert ist. Wie realistisch ist es schon, dass ein Brasilianer nach einer durchzechten Nacht, nach einem Dreier mit seinem besten Freund, der sich auch noch unsterblich in mich verliebt hat, sagt: »Komm nach Brasilien, Beauty. Wir heiraten und kriegen Kinder«? Eben. Aber das war typisch für mich. So oder so ähnlich habe ich mich in den letzten Jahren meiner Alkoholzeit in unzählige Männergeschichten reingesteigert. Immer dachte ich, das ist er jetzt. Immer dachte ich, wir sind seelenverwandt. Und wenn der Begriff eine Nummer zu groß war – und das war er eigentlich immer –, dann interpretierte ich alles so lange hin und her, bis wir es waren. Verbog jedes Wort, verbog mich. Schlüpfte in Rollen, ignorierte meine Wünsche und verleugnete meine Bedürfnisse. Hauptsache, der ist es jetzt endlich.

Mein wahres Problem

So fand ich mich ständig in Situationen wieder, in die ich nüchtern gar nicht erst geraten wäre. Zog Lebensentwürfe in Erwägung, die nichts mit mir zu tun haben. Zum Beispiel als Frau eines sogenannten Alten Herrn einer rechtskonservativen Münchner Studentenverbindung. Als »Alte Herren« bezeichnen sich jene, die noch immer aktives Mitglied der Verbindung sind, ihr Studium aber abgeschlossen haben und im Berufsleben stehen. Einer dieser Alten Herren bot mir an, mich zu heiraten. Unter der Bedingung, dass ich all die repräsentativen Pflichten übernehme, die Frauen seiner Meinung nach so zu übernehmen haben. »Hübsch aussehen« und »Konversation betreiben« zum Beispiel. Außerdem brauche er jeden Tag Sex. »Wenn du nicht mit mir schlafen willst, kannst du mir aber auch einen blasen.« Ich bin danach gegangen. Aber (!) ich habe tatsächlich kurz drüber nachgedacht. So groß war mein Wunsch, endlich mal irgendwo anzukommen. So verzweifelt war ich auf der Suche nach einem Mann, der mit mir mein Leben startet.

Der Witz war: Es konnte kommen, wer wollte. Letztendlich war keiner richtig. Auch nicht die Schätze, die dabei waren. Ich denke da zum Beispiel an einen jungen Richter, mit dem ich wunderbare Gespräche führen konnte. Er war klug, ehrlich, süß. Er führte mich in ausgefallene Restaurants aus, ins Open-Air-Kino, auf Dachterrassen. Er nahm mich an die Hand, als wir durch München liefen. Er wünschte mir morgens einen schönen Tag und abends eine gute Nacht. Ich fand ihn gut. Aber er schrieb mir auch Sachen wie: »Die Sonne scheint. Sollen wir ein Eis essen gehen?« Und damit konnte ich nichts anfangen. Es bricht mir das Herz, wenn ich es nur schreibe, aber ich dachte mir ernsthaft: *Nur Eis? Ohne Wein? Nee, sorry, ist mir zu langweilig.* Und ich habe abgesagt. Dem Eis und irgendwann auch ihm. Weil irgendetwas in mir genau das, was ich wollte, nicht entstehen lassen konnte.

Spätestens da hätte mir klar sein können, dass kein Mann der Welt, kein Job der Welt, keine Kleidergröße und keine Stadt der Welt mir Ruhe gebracht hätten. Spätestens da hätte mir klarwerden können, dass nie etwas passen würde, weil ich gar nicht ich selbst war. Spätestens da hätte ich eigentlich checken müssen: *Alkohol* ist mein Problem. Er veränderte mein Wesen nicht nur, wenn ich gerade trank oder verkatert war, sondern nachhaltig. Das Trinken verschob mein komplettes Leben. Zum einen, weil es Selbstzweifel, Druck und Sorgen nicht etwa linderte, sondern verstärkte. Zum anderen, weil es mir Seiten anheftete, die es im nüchternen Zustand nicht gibt.

Dass ich das nicht erkannte, hat mehrere Gründe. Einer der wichtigsten: Alkohol gaukelt uns vor, mit all unseren Problemen nichts zu tun zu haben. Er ist zwar der Grund dafür, dass sich unser Leben so dermaßen anstrengend gestaltet. Aber er präsentiert sich als Rettung: als Lichtblick an harten Tagen, an einsamen Abenden, in all dem Stress. Und so suchen wir verzweifelt nach Lösungen, damit es uns wieder besser geht – nur nicht dort, wo wir sie finden könnten.

Der vermeintliche Retter

Alkohol entspannt uns. Das ist eine Tatsache. Aber es ist nur die halbe Wahrheit. Denn der beruhigende Effekt hat einen Gegeneffekt. Einen Preis, den wir dafür zahlen müssen. Er trägt die Namen Anspannung, Angst und Depression. Das eine gibt es nicht ohne das andere. Ebenfalls eine Tatsache, aber eine, die wir verdrängen. Und die in ihrer ganzen Tragweite auch erstmal gar nicht zu uns vordringt.

Anders als viele andere Drogen wirkt Alkohol im Hirn nicht nur auf einen spezifischen Rezeptor oder Neurotransmitter. Er beeinflusst zahlreiche neuronale Prozesse und wirbelt dadurch das fein austarierte Gleichgewicht aus Hemmung und Erregung durcheinander. Zum Beispiel das Zusammenspiel der Botenstoffe GABA und Glutamat. Glutamat wirkt eigentlich wie ein Beschleuniger zwischen unseren Hirnzellen. Doch die Ethanolmoleküle des Alkohols blockieren die Rezeptoren, durch die Glutamat in die Zellen gelangt. Informationen kommen nur noch verlangsamt an. Außerdem regt Alkohol die Bildung von GABA an. GABA ist die Abkürzung für Gammaaminobuttersäure und ist ein Botenstoff, der die Aktivität im Hirn hemmt. Also zusätzlich hemmt. Allein durch diese beiden Vorgänge fühlen wir uns schon entspannter. Das ist aber noch lange nicht alles. Denn Alkohol regt unter anderem auch die Produktion von Glückshormonen an. Botenstoffe wie Serotonin und Dopamin strömen.

Vereinfacht gesprochen ist diese Kombination aus Dämpfung und Glück der Grund dafür, dass mir meine Karrieresorgen bei Sauvignon blanc und Austern für kurze Zeit mal keine Bauchschmerzen bereiteten. Dieses leicht-lockere Gefühl ist der erste Effekt, den wir beim Trinken spüren – und damit fatalerweise auch der, der sich einprägt. Wir lernen: Alkohol = Erleichterung. Dabei ist das der größte Trugschluss überhaupt. Denn was uns wattig und warm erscheint, ist nichts anderes als eine Verzerrung des biochemischen Gleichgewichts im Gehirn. Nichts anderes als ein künstlicher Eingriff mit der Brechstange. Der nie von Dauer ist und der sich immer rächt. Denn unser Hirn strebt nach Balance. Während wir noch denken, dass die Welt mit Alkohol etwas schöner ist, hat es schon damit angefangen gegenzusteuern. Genau wie der Rest unseres Organismus. Auch der läuft bereits auf Hochtouren, um gegen seine Vergiftung anzukämpfen. Es gibt kaum einen Prozess, kaum ein Organ, kaum ein System, das Alkohol nicht beeinflusst und stresst. In welche Not wir unseren Körper durchs Trinken versetzen, merken wir aber meistens erst am nächsten Morgen.

Egal wie gut es uns auch ging, als wir getrunken haben, verkatert geht es uns schlechter. Unser Magen ist übersäuert, unser Blutdruck zu hoch, unser Herz rast, Kopf und Rücken schmerzen. Unserem Körper fehlt Wasser. Und selbst wenn wir lange geschlafen haben, gut geschlafen haben wir nicht. Wir sind übermüdet, haben Stresshormone im Blut und Reue im Bauch. Unser Körper ist erschöpft vom Kampf mit den toxischen Molekülen, unser Geist erschöpft von Selbstmitleid und Weltschmerz. Freude und Gelassenheit waren gestern, jetzt geht es ums Überstehen.

Diese depressiven Phasen setzen allerdings meist erst Stunden später ein. In seinem Buch *Alcohol Explained* erklärt der Autor William Porter, warum das so tückisch ist: Unserem Verstand sei klar, dass es uns so beschissen geht, weil wir getrunken haben. Unser Unbewusstes jedoch verbinde dieses Elend gar nicht mehr mit Alkohol, weil so viel Zeit zwischen Drink und Depression liegt. »In this way, the subconscious mind misses out this key piece of information: that it was the alcohol that caused the feeling of anxiety in the first place.« Unbewusst nehmen wir diese Tiefgefühle also für bare Münze. Genauso wie wir unbewusst für bare Münze nehmen, dass Alkohol uns Erleichterung verschafft.

Also greifen wir beim nächsten Mal wieder zum Glas, um zu entspannen. So gewöhnt sich unser Körper an Alkohol. Wobei »gewöhnen« bedeutet, dass er immer besser dazu in der Lage ist, die Vergiftungserscheinungen zu kontern. Wir trinken mehr, um die positiven Effekte wieder spüren zu können – und brauchen umso länger, um zu regenerieren, fühlen uns umso länger schlecht. Manchmal über Tage hinweg. Tage, an denen wir die verdunkelte Brille tragen, mit der wir überall Gemeinheiten, Hürden und Probleme sehen. Tage, die Alltag werden.

Und so kommt es, dass der Preis, den wir für eine kurze Scheinerleichterung zahlen, genau das Gegenteil von dem auslöst, was wir erreichen wollen. Die einen trinken, um einschlafen zu können – und sind müder denn je. Manche trinken, um locker und gesellig zu sein – und vereinsamen. Andere trinken, um ihre Schmerzen zu lindern oder ihre Depression zu medikamentieren. Die Schmerzen werden schlimmer, die Depressionen schwerer. Ich trank, um dem Druck zu entkommen, den meine eigenen Ansprüche auf mich ausübten. Und erkannte nicht, dass dieser Druck vor allem dadurch entstand, dass ich trank. Mein Ehrgeiz und mein Spaß an der Arbeit mutierten nach und nach zur Überzeugung, nicht gut genug zu sein. Kurzfristig verschafften meine Drinks mir Entspannung. Langfristig verdüsterten sie mein Leben. Nicht nur weil sie schwierige Gefühle verstärkten. Sondern auch, weil sie Eigenschaften in mir kreierten, die eigentlich gar nicht zu mir gehören: Unzufriedenheit, Pessimismus, Rastlosigkeit und Schwermut zum Beispiel. All das war Folge und Zeichen meiner Abhängigkeit. Folge und Zeichen einer permanenten Vergiftung.

Maike

Diese depressive Schwere, dieses Melancholische, diese traurigen Gedanken: Die Welt ist so ungerecht, und alles ist so schwer und anstrengend, alle anderen haben es besser, und meine Kindheit war so schwer, und das ist halt so. Ich dachte immer, das wäre ich. Ich dachte, das wäre meine Psyche. Ich dachte, ich wäre psychisch labil. Im Nachhinein ist mir klargeworden, dass ich irgendwann zwei Personen geworden bin. Und ich hatte einen ganz krassen Kampf, die miteinander in Einklang zu bringen. Ohne Alkohol fällt diese eine Person einfach weg. Die gibt's nicht mehr. Und ich kann einfach ich sein. Das ist großartig. Das ist das, was ich immer wollte, aber nie erreichen konnte. Ich hab das gar nicht mehr für möglich gehalten. Ich hab nicht mehr daran geglaubt, dass diese Melancholie irgendwann endet.

Claudia

Ich habe in meinem Leben – auch wenn das jetzt vielleicht ein bisschen eitel klingt – eine ganze Menge erreicht. Tolle Jobs gehabt, habe eine wunderbare Tochter, nette Kollegen und Freunde um mich herum. Aber eines, das hat in den vielen Jahren bislang noch nicht funktioniert: eine richtige Liebe zu finden. Techtelmechtel, Affären und unglückliche Anekdoten hatte ich Dutzende. Aber ich habe mich immer gefragt: Was mache ich falsch, dass keiner bleibt? Oder wenn, dann nur kurz und irgendwie »zufällig« und gar nicht so umfänglich und hingebungsvoll, wie ich mir das immer gewünscht habe. Und wie es andere haben. Und gestern Abend, da drang es langsam an die Oberfläche: Der weiße Fleck, das, was ich nicht gesehen habe, das war der Alkohol. Klar gab es Beziehungen, und wir haben auch nicht nur und immer getrunken. Aber eigentlich, wenn ich ganz ehrlich bin, dann hat der Alkohol immer eine Rolle gespielt. Als »›Weichmacher‹«, als Hemmungslöser, als

Verführen-Helfer. Irgendwie war er immer mit dabei, als stiller Gast in der Ecke, der nur darauf gewartet hat, sich dazuzugesellen. Er hat eben gelockert und – im Umkehrschluss – verhindert, dass ich klar geblieben bin. Bei mir. Bei meinen Wünschen und Grenzen.

Thekla

Niemals hätte ich in diesem Umfang erkannt, wo das Übel liegt und vor allem, wie WIE ich es anpacken soll! Selbstmitleidig habe ich mir in allen möglichen Stresssituationen – und davon gab es dann ja immer mehr – eine Flasche Wein geöffnet und habe mit verschwommenem Blick den Alltag gewuppt. Wie eine Welle wuchsen die Probleme an, und das Weinglas wurde auch immer größer.

Alkohol schleicht sich in unsere Substanz. Klammheimlich und so langsam, dass wir nicht mitbekommen, dass er es ist, der uns so verändert, uns innerlich so zerreißt. Das zu verstehen war für mich eine der wichtigsten Erkenntnisse überhaupt. Zu sehen, dass ich eigentlich okay bin. Zu erkennen, dass Alkohol mein Leben erst verkompliziert, um sich dann als Retter zu präsentieren. Aber bis ich dieses falsche Spiel durchschauen konnte, musste noch viel passieren. Und bis ich mich retten konnte, erst recht. Denn in meinem Kopf wimmelte es nur so von Klischees und Irrtümern.

2

Aber Trinken gehört doch zu unserer Kultur

Die Schattenseiten des Konsums

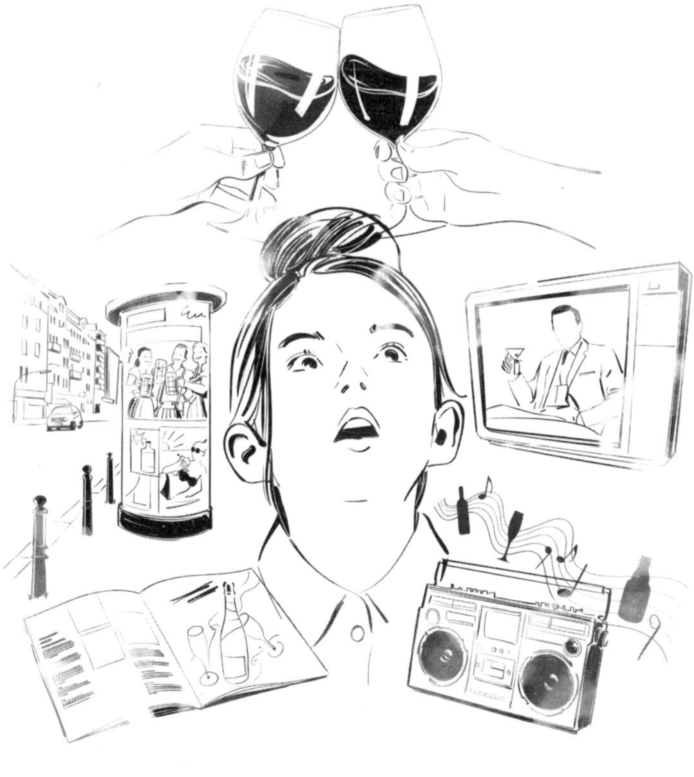

Anja

Ich bin im Saarland aufgewachsen, direkt an der französischen Grenze. Alkohol gehört dort zum Leben und zum Savoir-vivre. Den ersten Kontakt hatte ich mit 3 Jahren. Wir waren in Südfrankreich im Urlaub, und es grassierte »Montezumas Rache«, dieser Durchfall, der auf Reisen auftritt. Es waren keine Kohletabletten zur Durchfallbekämpfung mehr zu bekommen … Aber Rotwein stopft, hat man damals gedacht. Die Geschichte wird heute noch gerne in meiner Familie erzählt. Außerdem gab es damals das Elternheft. Ich erinnere mich noch genau an ein Foto. Ein blonder, circa dreijähriger Junge stemmt einen riesengroßen Bierkrug. Headline: Lasst sie trinken. Und meine Eltern haben das geglaubt.

Weiß oder rot?

»Schau mal, Natha, wenn du den Korken festhältst und stattdessen die Flasche drehst«, sagt mein Vater und richtet seinen Blick auf die Glasflasche in seinen Händen, »dann löst er sich viel leichter.«

Plopp.

Wir stehen in unserer Küche und bereiten die Champagnerflöten zum Anstoßen vor.

»Außerdem springt er dir so nicht weg, du kannst ihn sofort wieder auf den Flaschenhals drücken, und es schäumt nichts raus. Reine Physik.«

Er strahlt, wie er immer strahlt, wenn er sein Allgemeinwissen im Alltag anwenden kann. Dann drückt er mir eine neue Flasche in die Hand.

»Probier's mal aus.«

Ich entferne das Silberpapier, halte den Korken mit der linken Hand fest und drehe die Flasche mit der rechten. Plopp – keine Sauerei.

»Cool«, sage ich und umarme ihn kurz. Er riecht nach Pfeifentabak und seinem warmen, holzigen Zitrusduft. Ich liebe diesen Geruch. Zusammen füllen wir die Gläser auf und bringen sie ins Wohnzimmer. Unsere Familie ist da, um irgendetwas zu feiern. Weihnachten, einen Geburtstag, einen tollen Auftrag, eine bestandene Prüfung oder vielleicht auch nur den Beginn der Federweißer-Zeit. Ich weiß es nicht mehr. Ich weiß nur, dass ich mich alle paar Wochen in Schale geschmissen habe und es kaum erwarten konnte, dass die Gäste kamen.

Im Wohnzimmer wirft meine Omi ihren Stock zur Seite und schlägt die Hände vor der Brust zusammen:

»Wie schön, dass ich euch heute alle beisammen habe! Naaaathi, komm, lass dich mal umarmen, du Tausendsassa.«

Ich knuddele sie und höre, wie meine andere Oma über den Marmorboden reingestöckelt kommt. Sie trägt Minirock und Pelzmantel, mein Opa Anzug und Krawatte, immer mit Krawattennadel. Daran muss er beim Essen seine Serviette befestigen, um sich nicht vollzukleckern. Er kleckert sich trotzdem voll – und zwar immer genau auf die Krawatte, was meine Pelzmanteloma in den Wahnsinn treibt:

»Paul, die war teuer!«

Auch mein Lieblingsonkel kommt grundsätzlich im Anzug. Sobald er mich sieht, grinst er, beugt sich runter und sagt: »Na, Kröte?«

Ich antworte: »Na, Krabbe?«

Dann lachen wir beide. Mein Vater reicht auch ihm ein Glas, zündet die letzten Kerzen an und zielt mit einer Fernbedienung auf die Musikanlage, um französische Chansons abzuspielen. Dann guckt er Richtung Wendeltreppe, und seine Augen fangen an zu leuchten. Meine Mutter steigt die Stufen hinab, strahlend schön. Für einen Moment unterbrechen alle ihre Gespräche und schauen sie an. Sie läuft mit ausgebreiteten Armen auf uns zu, um alle zu drücken. Danach wirft sie einen letzten Blick auf den Esstisch. Das Besteck ist auf Hochglanz poliert, Blumen und Kerzen passen zum Porzellan. Der ganze Raum gleicht einem Kunstwerk. So sagen meine Eltern ihren Gästen:

Herzlich willkommen, wir freuen uns, dass ihr euch auf den Weg gemacht habt. Und das tun sie. Sie sind fantastische Gastgeber, alte Schule. Es macht ihnen Spaß. Pling. *Auf das Leben. »Schön, dass ihr da seid, Ihr Lieben. Setzt euch doch. Weiß oder rot?«* Pling.

Nach dem Essen donnert das Lachen meines Großvaters durchs Wohnzimmer, mein Onkel zündet sich eine Zigarre an und beginnt, vom strategischen Genie Otto von Bismarcks zu schwärmen. Meine Mutter verfüttert ihre Fleischreste an unseren kleinen weißen Hund und sagt:

»Aber nur heute, Vicky, eigentlich bekommst du ja nichts vom Tisch.«

Dann muss sie über sich selbst lachen, weil Vicky eigentlich andauernd was vom Tisch bekommt. Meine Pelzmanteloma ist bei ihrem zweiten Aquavit und erzählt von »schlanken, sehr netten Menschen«, als gäbe es da einen Kausalzusammenhang. Ich fange zu der Zeit an, Tänze oder Turnübungen vorzuführen. Danach geht mein Bruder mit einem Zylinder rum und sammelt Münzen für die nächste Süßigkeitentüte ein. Alle klatschen, und Vicky quietscht, als wollte sie sagen, was ich bei solchen Feiern fühlte: Ich liebte sie. Ich liebte, wenn wir alle zusammen waren, und ich liebte diese besondere Stimmung bei uns. Diese Gabe meiner Eltern, aus jedem dieser Treffen etwas Besonderes, Festliches zu machen.

Mein Handy hat die Funktion, aus alten Bildern automatisch kurze Filmchen zusammenzustellen. Manchmal macht es das mit Fotografien von bestimmten Personen, manchmal generiert es einen Rückblick auf bestimmte Tage. Mein digitales Bildarchiv reicht weit über zwanzig Jahre zurück. Dadurch erscheinen hin und wieder auch Fotos von solchen Feiern. Darauf erkenne ich heute natürlich hier und da glasige Augen und rote Wangen. Aber ich kann mich nicht daran erinnern, dass irgendwer sich groß verändert hätte, geschweige denn aggressiv oder streitlustig geworden wäre. Ich weiß nur noch, dass ich traurig wurde, wenn der Abend vorbei war und die Gäste gingen. Dass ich meine Eltern beim Aufräumen beobachtete und mir dachte: *Wenn ich groß bin, will ich sein wie sie. So glücklich, so großzügig und großherzig, so chic und stilvoll. Dann habe ich auch so einen netten Mann wie meinen Papi, der arbeiten geht, während ich mich um unser schönes Haus und die Kinder kümmere. Der mich abends mit Küsschen begrüßt und sich dann ein bisschen an den Flügel setzt. Dann machen wir auch Rundreisen und Kreuzfahrten und Wochenendtrips. Dann sitzen wir auch beim Abendessen, riechen konzentriert an unseren Weingläsern, stoßen an und sagen Sätze wie: »Mausi, der schmeckt noch ein bisschen runder als der Rosso gestern.«*

Alkohol war im Leben meiner Eltern nie Hauptakteur, aber er war ständig dabei. Bei jedem Abendessen, in jedem Urlaub, auf jeder Feier. Wie eine Requisite, ohne die das Setting nicht komplett ist. Kinder lernen durch Beobachten, sie ahmen nach, was sie sehen. Und ich lernte von klein auf: Alkohol gehört zum Erwachsensein dazu. Genauer gesagt lernte ich das wohl vor allem im Alter zwischen vier und acht. Zu diesem Ergebnis kam eine Studie, die im Januar 2020 im *Alcohol and Alcoholism Journal* erschien. Ihr zufolge begünstigte mein Elternhaus, dass ich frühzeitig anfangen würde, Alkohol zu trinken, und dass ich das fortan häufig tun würde. In meinem Fall kann ich zu diesem Studienergebnis nur sagen: Volltreffer.

Accessoire der Erwachsenen

Dass ich so früh anfing zu trinken, erschien mir selbst allerdings wie mein eigener Wille. Ich konnte es kaum erwarten, weil ich kaum erwarten konnte, erwachsen zu sein. Keine Ahnung, warum ich es damit so eilig hatte, aber meine Mutter erzählt mir heute noch, dass ich mit zehn Jahren alle meine Kuscheltiere auf den Speicher brachte und verkündete: »Ich bin jetzt kein Kind mehr.«

Mit elf rasierte ich mir heimlich die Beine, mit zwölf bettelte ich sie an, mit mir einen BH in 65 A zu suchen – für Brüste, die noch gar nicht existierten. Wenig später trank ich zum ersten Mal Wein, zusammen mit meinen Eltern. Etwas früh für ihren Geschmack, aber sie waren der Ansicht: Sie macht's ja eh. Dann lieber mit uns zusammen und dann lieber etwas qualitativ Hochwertiges.

Er schmeckte mir. Wobei ich mir nicht vorstellen kann, dass er mir wirklich schmeckte. Ich glaube eher, dass dieses Bild von mir mit Weinglas in der Hand dermaßen positiv aufgeladen war, dass ich diesen natürlichen Ekel verdrängte. Ich sehnte mich so sehr danach, etwas darzustellen und sexy zu sein, gleichzeitig tiefgründig und Teil einer coolen Clique. Also zog ich Absatzschuhe an, überschlug meine Beine, nahm den Stiel zwischen die Finger, trank und philosophierte über den Sinn des Lebens – entweder mit meinen Freundinnen oder mit schnieken Typen, die ein paar Jahre älter waren als ich und mich dann noch in einen Club schmuggelten. Wo ich ziemlich schnell den zweiten und dritten Stiel zwischen den Fingern hielt. Das ging bei mir Hand in Hand. Denn ich vertrug auf Anhieb viel – und die Party, der Exzess, Grenzen austesten und überschreiten, das war schon auch mein Ding.

Am nächsten Tag hingen meine Freundinnen und ich am Telefon und feierten unsere Kater. Und unsere Filmrisse. Was waren wir cool. Was war das witzig.

»Ey, Nathi, du hast dann auch noch mit Bobbi rumgeknutscht, das weißt du nicht mehr?«

»Nein! Was? Moment, da ist ein Erinnerungsfetzen. Das war Bobbi? Hahahahaha.«

Ich verband mit Alkohol zu dem Zeitpunkt nur Gutes. Er war nicht nur eine Selbstverständlichkeit, er war mein Accessoire, mein Statussymbol. Dass ich da, ohne zu zögern, eine der schädlichsten Drogen der Welt in mich reinkippte, war mir nicht klar. Meinen Eltern auch nicht. Sie dachten in erster Linie, dass sie mich in eine Kulturtechnik einführten. Mit dem, was wir hierzulande als »Drogen« bezeichnen, haben sie nichts am Hut. Und doch war das, was ich von ihnen lernte, nichts anderes als Drogenkonsum.

Wie kommt es, dass solche Sätze in unseren Ohren so brutal klingen? Wie kommt es, dass hierzulande kaum jemand aufschreckt, wenn er die Szene zu Beginn des Kapitels liest? Aber dass alle geschockt wären, wenn mein Vater mir beigebracht hätte, mit Geschick Kokainkristalle zu zerkleinern?

Ein gigantisches Ausmaß an Zerstörung

Der britische Psychiater und Psychopharmakologe David Nutt schreibt in seinem aktuellen Buch *Drink? The New Science of Alcohol and Health*: »The only difference between alcohol and any other drugs, I've always argued, is that alcohol is legal.« Genau wie jede andere psychoaktive Droge verändert Alkohol, wie wir denken und fühlen. Dass er legal ist und dass wir einen sprachlichen Unterschied machen zwischen »Alkohol« und »Drogen«, ändert nichts an dieser Tatsache. Es ändert auch nichts an der Tatsache, dass Alkohol abhängig macht. Auch da unterscheidet er sich nicht von den meisten anderen illegalen Drogen. Für David Nutt ist das klar, obwohl er selbst Alkohol trinkt. Er hat sich sogar an einer Weinbar beteiligt, die seine Tochter betreibt. Ich erwähne das, um zu verdeutlichen, dass er mit seiner Forschung keine Agenda verfolgt. Das wird Wissenschaftlern wie ihm gern vorgeworfen. Denn was David Nutt mit seinen Ergebnissen zutage befördert, passt vielen nicht. Darunter fallen vor allem seine Studien, die Alkohol in Relation zu anderen Drogen untersuchen.

Damit angefangen hat er vor über einem Jahrzehnt im Vereinigten Königreich. Zusammen mit einem Team von Wissenschaftlern stellte er erstmals einen systematischen Vergleich zwischen den zwanzig geläufigsten Drogen an, darunter Heroin, Kokain, Crack, Crystal Meth,

Tabak und Alkohol. Ziel war es herauszufinden, welchen Schaden diese Drogen im Vergleich miteinander anrichten. Dabei nahmen Nutt und sein Team zum einen den Schaden ins Visier, den die jeweilige Droge bei den Menschen selbst hinterlässt – auf körperlicher, psychischer und sozialer Ebene. Darunter fallen zum Beispiel Kriterien wie die Wahrscheinlichkeit, an den Folgen des Drogenkonsums zu vereinsamen oder zu erkranken. Zum anderen betrachteten sie den Schaden, den die jeweilige Droge im Umfeld des Konsumenten anrichtet – sowohl unmittelbar, also zum Beispiel durch Vernachlässigung oder Traumatisierung von Kindern, als auch gesamtgesellschaftlich, beispielsweise durch Kosten, die durch Arbeitsausfall oder Polizeieinsätze entstehen. Das Ergebnis hat sogar David Nutt überrascht: Alkohol ist mit Abstand die schädlichste Droge. Er und sein Team führten die Studie noch einmal in Europa und in Australien durch – mit dem gleichen Ergebnis.

Wie kann das sein? Heroin oder Crack sind doch viel schädlicher, oder nicht? Nun, auf individueller Ebene schon – wobei Alkohol hier zum Beispiel schlechter abschneidet als Tabak und Cannabis, aber das nur am Rande. Das gigantische Ausmaß an Zerstörung, das Alkoholkonsum anrichtet, entsteht dadurch, dass so viele Menschen so viel trinken. Weil sie seine Gefahren nicht erkennen oder unterschätzen. Weil sie ihn nicht als Rauschgift betrachten, sondern als Genussmittel. Es ist dieser unreflektierte, massenhafte Konsum, der so einen immensen Kollateralschaden nach sich zieht. In der westlichen Welt sorgt keine andere Droge für so viel Leid, so viel Tod, so viel Schmerz, so viel Krankheit und so viele verpfuschte Leben wie Alkohol.

Diesen Kontext meiner Sucht zu verstehen hat mir enorm dabei geholfen, mich daraus zu befreien. Ich bin ja nicht nur Kind meiner Eltern, ich bin auch Kind meiner Zeit und schlussendlich auch Kind der Bundesrepublik Deutschland. Ein Land, in dem ich unheimlich gern lebe. In dem vieles richtig läuft, aber natürlich nicht alles. Zu den Dingen, die meiner Meinung nach völlig falsch laufen, zählt, wie normal es erscheint, andauernd zu trinken.

In Deutschland haben über 96 Prozent der Erwachsenen schon mindestens einmal Alkohol getrunken. Gerade mal 8 Prozent leben ein Leben lang abstinent – also die Hälfte davon anscheinend, nachdem sie es mal probiert hat. Dem gegenüber stehen bei den Männern knapp 80 Prozent und bei den Frauen knapp 70 Prozent, die regelmäßig trinken. Heißt: mindestens einmal im letzten Monat. Sogar innerhalb der Hochkonsumregion Europa gilt Deutschland als Hochkonsumland. Laut dem aktuellen *Jahrbuch Sucht* trinken wir pro Jahr und Kopf rund 10,7 Liter reinen Alkohol. Das ist ein Durchschnittswert für alle Einwohnerinnen und Einwohner ab 15 Jahren. Und das entspricht – je nach Sorte – rund 119 Flaschen Weißwein, rund 428 großen Bierflaschen oder auch rund 27 1-Liter-Flaschen Wodka. Allein daran ließe sich schon ablesen, wie groß unser Alkoholproblem ist. Und diese Zahlen zeigen natürlich auch, dass mein Irrtum nicht darin lag, Alkohol als Teil unserer Kultur zu betrachten. Das ist er ohne Frage. Mein Denkfehler lag darin, Kultur mit Kultiviertheit zu verwechseln. Für mich verbarg sich hinter »Kultur« etwas Schönes, Wünschenswertes. Ich verstand nicht, wie stark dieses Wort schillert. Ich erkannte nicht, dass diese feierlichen Bräuche einen Massenmord nach sich ziehen.

Alkohol kennt viele Arten, Menschen zu töten – weit mehr als Leberzirrhose und Alkoholvergiftung, wobei allein darauf in Deutschland pro Jahr 74.000 vorzeitige Todesfälle zurückzuführen sind. Das ist zahlenmäßig in etwa so, als würde pro Jahr einmal ganz Bayreuth sterben. Oder Detmold. Oder die vollbesetzte Allianz Arena. Hinzu kommen Todesfälle durch eine der über 200 Krankheiten, die Alkohol neben Leberzirrhose noch verursachen kann, wie zum Beispiel Brustkrebs, Prostatakrebs, Mund-, Rachen-, Kehlkopf-, Speiseröhren- und Darmkrebs, Bluthochdruck, Diabetes, Schlaganfälle oder Herzinfarkte. Hinzurechnen müssen wir auch die Selbstmorde, die auf die unfassbaren Angstzustände und Depressionen zurückgehen, in die Alkoholkonsum manche von uns treibt. Außerdem natürlich Verkehrs-, Maschinen- und alle sonstigen Unfälle wie Stürze oder

Ertrinken. Diese Tode dürften insgesamt in die Hunderttausende gehen. Jährlich.

Vor diesen Toten stehen Millionen von Menschen, die nach dem Sport ihr vermeintlich »isotonisches« Bier trinken und nicht erkennen, dass sie deshalb so oft mit Infekten kämpfen, weil sie genau damit ihr Immunsystem schwächen. Oder jene, die nur deshalb Blutdrucktabletten nehmen müssen, weil sie noch immer glauben, dass Rotwein gesund ist. Oder solche, die ihre Depressionen mit Psychopharmaka lindern, obwohl sie eigentlich nur aufhören müssten zu trinken. Oder diejenigen, die gar nicht wissen, dass sie an Brustkrebs erkrankt sind, weil sie »moderat« Alkohol trinken.

Tragödien wie diese sind unser blinder Fleck. Wie ein giftgrüner Faden, der sich in unsere Gesellschaftsstruktur gewoben hat, den aber kaum jemand wahrnimmt, weil wir darauf geeicht sind, ihn als sonnengelb wahrzunehmen. Übersetzt: Die Spaßkomponente, die Alkohol zweifelsohne besitzt, steht so stark im Vordergrund, dass sie seine Zerstörungskraft überstrahlt. Ich wollte verstehen, warum das so ist. Warum fast jeder von uns Alkohol als Genussmittel und nicht als Rauschgift einordnet. Warum ein Volk, das leidenschaftlich über die Gefahren von Plastikflaschen und Feinstaub diskutiert, ausgerechnet bei diesem Thema so fahrlässig agiert.

Eines wurde mir dabei schnell klar: Beim Alkohol gibt es nie die eine Antwort. Der giftgrüne Faden zieht sich nicht nur durch jeden einzelnen Bereich unserer Gesellschaft, er ist auch kreuz und quer genäht, verheddert und verknotet. Um die Dimension dieser Droge erfassen zu können, müssen wir also beim Betrachten der einzelnen Bereiche immer im Hinterkopf behalten, dass sie miteinander verbunden sind, einander beeinflussen und vorantreiben. Mein Lieblingsprofessor an der Uni Trier hat bei Zeitungs- oder Webseitenanalysen gern gesagt: »Sie können die einzelnen Module untersuchen, Texte, Fotos, Bildunterschriften, Erscheinungsumfeld etc. Aber Sie müssen immer berücksichtigen, dass diese Module ihre endgültige Wirkung erst im Zusammenspiel entfalten. Zusammengenommen ergeben sie mehr als die Summe ihrer Teile.« Genau so verhält es sich beim Bild, das wir von Alkohol haben. Einzelne Bereiche können schlaglichtartige Erklärungen liefern. Aber erst zusammengenommen offenbaren sie, warum unsere Realität so dermaßen verzerrt ist.

Der Riesling vom Paps

Kaum ein anderes Land dieser Erde weist im Alkoholsektor eine derartige Vielfalt auf wie Deutschland.

»Es gibt nicht *die* deutsche Alkoholspezialität – sondern deren hunderte. In der Rauschmittelsparte macht uns niemand etwas vor«, schreibt der Soziologe Raphael Gaßmann in einem Essay über die »Alkoholrepublik Deutschland«.

Einen Grund dafür liefert unsere geografische Lage in der Mitte Europas, die begünstigt, dass Alkoholtraditionen aus allen Himmelsrichtungen ins Land gelangen – und die aufgrund des relativ milden Klimas im Süden neben Brauen und Destillieren sogar Weinbau ermöglicht. Wobei diese Tatsache im Ausland häufig untergeht. Bei mir war es zumindest so: Egal, an welchem Ort ich erzählt habe, wo ich herkomme, die Reaktion war die gleiche: »Oh Germany! So you like beer?«

Ob in Mazedonien, Indien oder den USA, im Kopf meines Gegenübers erschien ich wohl für einige Millisekunden mit Dirndl am Leib und Maßkrug in der Hand. Denn spätestens im nächsten Satz fiel das Wort »Oktoberfest«. *Wow*, dachte ich dann immer, *was für einen Einfluss Bayern auf das gesamtdeutsche Image ausübt, ist schon enorm.*

Dabei entwickelte sich der Freistaat relativ spät zum Bierland. Bis zum Ende des Mittelalters waren es vor allem Braumeister der norddeutschen Hansestädte, die mit der Bierherstellung Geld einnahmen. In Bayern wurde zwar auch Bier gebraut, aber es war lange Zeit von miserabler Qualität. In seinem Buch *Im Rausch der Jahrhunderte* schreibt Jochen Oppermann, dass Bierhersteller im Freistaat auch gern mal mit Erbsen, Bohnen oder Hirse brauten. Sogar Ochsengalle, Ruß, Kreide und Eier sollen verbraut worden sein. Im Norden hingegen machten sich die Hansestädte bereits seit Jahrhunderten einen Namen mit ihrem Bier, exportierten es sogar über Nord- und Ostsee. Sowohl die Braumeister als auch die Städte verdienten sich damit eine goldene Nase. Das wussten die Machthaber in Bayern natürlich auch. Aber erst nach zahlreichen Versuchen gelang es 1516 mit der Einführung eines bayernweiten Reinheitsgebots, den Panschern das Handwerk zu legen. Nun durfte Bier nur noch mit Gerste, Hopfen und Wasser gebraut werden. Die Qualität stieg, ebenso wie Nachfrage und Steuereinnahmen. Bier etablierte sich als Alltagsgetränk und Grundnahrungsmittel. Zum einen, weil es Kalorien lieferte. Zum anderen, weil es bis ins frühe 20. Jahrhundert meistens sauberer war als Wasser. Bis dahin gab es schließlich weder eine Kanalisation noch Wasseraufbereitungsanlagen oder Trinkwassertalsperren und -schutzgebiete. Die Menschen kippten ihren Müll in die Flüsse, ihre Exkremente sickerten in die Böden. Vor allem in den Städten führte das dazu, dass das, was eigentlich Trinkwasser sein sollte, verfault, verunreinigt und gesundheitsgefährdend war. Alkohol ist ein Zellgift, er tötet Keime. Und obendrein macht er Getränke haltbar. Somit war etwas leicht Alkoholisches über Jahrhunderte hinweg oft tatsächlich »gesünder« als Wasser. Nur so lässt sich übrigens auch verstehen, was Martin Luther meinte, als er sagte: »Wer kein Bier hat, hat nichts zu trinken.«

Das Reinheitsgebot veränderte sich über die Zeit hinweg, und auch der Alkoholgehalt schoss ordentlich in die Höhe. Damals hatte Bier gerade mal einen Anteil von rund zwei Prozent, heute hat es fünf, gern auch mal mehr. Niemand muss es hierzulande noch trinken, weil das Wasser verunreinigt ist. Und auch auf die Kalorien sind Biertrinker in Deutschland nicht mehr angewiesen, eher im Gegenteil. Den Ruf als Grundnahrungsmittel genießt Bier aber noch immer, vor allem in Bayern. Solche Wahrheiten leben im kollektiven Bewusstsein fort, obwohl sie schon lange nicht mehr wahr sind.

Bei Spirituosen ist es ähnlich. Im Mittelalter nutzten Ärzte ihre betäubende Wirkung vor chirurgischen Eingriffen oder verordneten sie als Arznei, z. B. gegen Erkältungen. Dieses Medizinimage hält sich bis heute, obwohl keine Anästhesistin hierzulande mehr auf die Idee kommen würde, Patienten mit Schnaps ruhigzustellen. Und auch die Empfehlung, bei Erkältungen heißen Grog zu trinken, ist Quatsch. Die Flüssigkeit und der heiße Dampf helfen, und ein paar Bazillen gehen durch den Alkohol sicherlich auch mit drauf. Aber Alkohol zerstört eben auch menschliche Zellen und schwächt das Immunsystem. Diesen Eingriff muss der Körper erstmal wieder reparieren. Das kostet Energie. Energie, die er eigentlich bräuchte, um die Erkältung zu bekämpfen. Es entsteht zwar der Eindruck, dass Alkohol hilft, weil er kurzfristig betäubt, aber eigentlich schwächt der Grog einen zusätzlich. Ähnliches gilt für Verdauungsschnäpse: Meine Pelzmanteloma zum Beispiel war überzeugt davon, dass ihr Aquavit »den Magen aufräumt«. Dabei ist Aquavit nichts anderes als ein aufgebrezeltes Wort für Schnaps. Und de facto fördern vielleicht die darin enthaltenen Bitterstoffe die Verdauung, der hochprozentige Alkohol fördert jedoch – wenn überhaupt – Magenkrebs.

Dass sich solche Mythen halten, lässt sich natürlich auch damit erklären, dass die Alkoholindustrie ein Interesse daran hat. Wobei ich mit Alkoholindustrie nicht nur Giganten wie Bitburger oder Jägermeister meine. Neben unserer geografischen Lage lässt sich die Vielfalt im hiesigen Alkoholsektor auch durch unsere Territorialgeschichte erklären. Bevor genau der Otto von Bismarck, den mein Onkel so bewunderte, durch drei Einigungskriege das Deutsche Kaiserreich schmiedete, tummelten sich auf dieser Fläche etliche eigenständige Staaten, die alle mehr oder weniger ihr Ding machten. Heute spiegelt sich das nicht zuletzt darin wider, dass die Alkoholproduktion bis in die kleinsten kommunalen Strukturen reicht. Nahezu überall finden wir ortstypische Schnäpse und lokale Brauereien, die nebenbei noch so sympathische Dinge tun wie Sportvereine oder Sommerfeste zu sponsern. Rechtschaffene Mittelständler, die ihr Handwerk perfektioniert haben und Qualitätsprodukte herstellen. Gut geführte Betriebe, die Steuern zahlen und zum allgemeinen Wohlstand beitragen. Und zum allgemeinen Verderben.

Während meiner ersten Studienjahre in Trier lebte über mir ein Jurastudent. Sympathischer Typ, bodenständig und gesellig. Er war Sohn eines Winzers und superstolz auf seine Herkunft. Immer wenn ich zu ihm hochging, stand mindestens eine Kiste Riesling in seiner Wohnung, »der von meinem Paps«. Er schmeckte köstlich. Nicht nur mir. Mehr als einmal bekam ich mit, wie mein Nachbar in unserem Treppenhaus stürzte. Und mehr als einmal konnte ich morgens nicht ausparken, weil sein komplett verbeultes Auto mal wieder die Ausfahrt versperrte. Dieser Winzersohn verkörperte geradezu idealtypisch, wie Genuss in Elend umschlagen kann. Aber so klar habe ich das damals noch nicht gesehen. Ich weiß nur, dass das positive Bild, das ich vom Alkohol hatte, langsam Risse bekam. Dass ich das alles nicht mehr ganz so witzig fand wie noch in meiner Pubertät. Mir lief ein kalter Schauer über den Rücken, wenn ich dieses verbeulte Auto sah – und ich hoffte inständig, dass mir das erspart bliebe, wenn ich das nächste Mal betrunken fahren würde. Denn das tat ich ja auch. Nur bislang mit mehr Glück. Der Vater meines Nachbarn hätte uns beiden wahrscheinlich den Vogel gezeigt, uns dafür gerügt, seinen Wein dermaßen zu missbrauchen, und uns geraten, was alle Vertreter der Alkoholindustrie hierzulande rauf und runter raten: Trinkt doch bitte »verantwortlich«.

Und genau hier bewegen wir uns weg vom Sympathischen, Rechtschaffenen. Hier wird's scheinheilig. Denn für einen großen Teil der Konsumentinnen und Konsumenten ist das schlichtweg nicht möglich. »Verantwortliches Trinken« ist das Paradeargument, mit dem die Alkoholproduzenten all das Leid, all den Schmerz und all die Tode, die durch ihre Produkte entstehen, auf diejenigen abwälzen, die

»unverantwortlich« trinken. Wie praktisch! Wie gewieft. Sie verleugnen nicht, dass Alkohol Schaden anrichten kann, dass er krank und abhängig machen kann. Aber die Schuld an unserem Alkoholproblem tragen wir selbst. Dass die Hersteller genau daran ein handfestes Interesse haben, weil sie genau daran über die Maßen verdienen, kein Wort.

Milliardenumsatz durch Elend der Kunden

»Der Alkoholsektor zählt neben Auto und Rüstung, Banken und Versicherungen, Chemie und Pharma zu den Umsatzgiganten in Deutschland«, schreibt Raphael Gaßmann in seinem Essay weiter. »Jeweils in Milliardenhöhe profitieren dabei Wein-, Branntwein- und Bierindustrie, Zwischen-, Einzel- und Außenhandel, Hotel- und Gaststättengewerbe, Mineralölfirmen und Tankstellen, Kioske und viele Geschäftszweige mehr. Hinzu kommen benachbarte Branchen: Werbeindustrie, TV- und Radioanstalten, Filmproduktion, Print- und digitale Medien, Maschinenbau, Autoindustrie und so weiter.«

All das mache jährlich eine dreistellige Milliardensumme aus. Das allein ist schon krass. Aber es wird noch heftiger: Die Hälfte dieses gigantischen Umsatzes geht auf Menschen zurück, die abhängig sind, schädlich oder riskant trinken. Das berichtet der ehemalige Leiter der *Deutschen Hauptstelle für Suchtfragen,* Rolf Hüllinghorst. In einem *DokThema* des Bayerischen Rundfunks bringt er auf den Punkt, was das heißt: »Die Industrie sagt immer: ›Wir wollen ja nur unsere Getränke an die verkaufen, die vernünftig damit umgehen können.‹ Wenn sie das tun würden, wäre das eine Umsatzeinbuße von 50 Prozent.«

Wenn der Vater meines sympathischen Nachbarn auf 50 Prozent seines Umsatzes verzichten müsste, dann müsste er vermutlich

Angestellte entlassen. Menschen, die erstmal ohne Einkommen dastünden. Jedem anständigen Mittelständler bricht da das Herz, keine Frage. Im Umkehrschluss bedeutet das aber eben auch: Um diese Menschen bezahlen zu können, ist der Vater meines Nachbarn darauf angewiesen, dass Menschen wie sein Sohn ein Alkoholproblem entwickeln. Kann es wirklich sein, dass diese wirtschaftlichen Interessen hierzulande stärker ins Gewicht fallen als die Gesundheit unserer Kinder?

Wir bekommen eine Antwort, wenn wir nach Baden-Württemberg schauen, wo zwischen 2010 und 2017 zwischen 22 und 6 Uhr in Supermärkten und an Tankstellen kein Alkohol verkauft werden durfte. Das Ergebnis: Pro Jahr kamen 400 Jugendliche weniger mit einer Alkoholvergiftung ins Krankenhaus, auch die Polizeieinsätze gingen deutlich zurück. Als die schwarz-grüne Regierung an die Macht kam, kassierte sie das Gesetz allerdings mit der Begründung, dass 18 von 63 Tankstellen ihren Nachtbetrieb einstellen mussten und dadurch 1000 Arbeitsplätze verloren gingen.

Wir bekommen eine Antwort, wenn wir uns die gigantischen volkswirtschaftlichen Kosten anschauen, die unter anderem dadurch entstehen, dass etliche dieser Jugendlichen ein Alkoholproblem entwickeln werden. Schädlicher Alkoholkonsum kostete uns im Jahr 2019 rund 57 Milliarden Euro, Tendenz steigend. In diese Summe fließen solche Posten wie Fehltage oder alkoholbedingte Krankenhausaufenthalte, z. B. nach Unfällen. In dieser Summe steckt noch nicht, was zu viel Alkohol Betroffenen und Angehörigen an Lebensqualität raubt. In dieser Summe ist auch noch nicht enthalten, wie viele Kosten durch Sachbeschädigung, Verkehrsunfälle, Polizeieinsätze und Kriminalität entstehen. Außerdem sieht man dieser irrsinnigen Summe nicht an, wer sie zahlt. Das tut die Allgemeinheit, nicht die Alkoholindustrie. Sprich: wir, durch unsere Kranken- und Pflegeversicherungsbeiträge, unsere Steuerzahlungen, unsere verlorene Tatkraft, unsere geistige, körperliche und seelische Gesundheit.

Wir bekommen eine Antwort, wenn wir uns anschauen, wie stark Politik und Alkoholindustrie miteinander verbandelt sind. Zum einen verdient der deutsche Staat am Alkohol, manchmal ist er selbst sogar Anbieter. Länder wie Bayern oder Baden-Württemberg betreiben Brauereien und Weingüter. Das staatliche Hofbräuhaus München bringt dem Freistaat Bayern laut Haushaltsplan 2019/2020 beispielsweise drei Millionen Euro Gewinn pro Jahr. Den Großteil der Alkoholeinnahmen generiert der Staat allerdings über Steuern. Was erstmal verwundern mag, wenn man bedenkt, dass Wein nicht besteuert wird und dass die Höhe der Steuern für die restlichen Alkoholika – mit Ausnahme von Alkopops – im Vergleich zu anderen EU-Staaten geradezu lächerlich gering ist. Es rechnet sich, weil Kleinvieh auch Mist macht. Durch die geringen Steuern ist Alkohol so günstig, dass wir alle es uns leisten können, ihn im Übermaß zu konsumieren. Was wir ja auch tun. Durch die schiere Masse kommen dann pro Jahr über drei Milliarden Euro an Steuereinnahmen zusammen, Tendenz ebenfalls steigend.

Das sind die Zahlen.

Wir bekommen aber auch eine Antwort, wenn wir uns anschauen, wie manipulativ Alkoholfirmen hierzulande für ihre Produkte werben dürfen. Statt auf Gefahren verweisen zu müssen, darf Alkoholmarketing ungestört den Eindruck erwecken, dass wir mit Alkohol unsere tiefsten Wünsche erfüllen können. Je nach Kampagne, Getränk und Marke versprechen uns die Hersteller mal Geselligkeit, Zugehörigkeit und Freundschaft, mal Eleganz und Kultiviertheit, Stil und Geschmack, mal Sex, Liebe und Romantik, mal Freiheit und Rebellentum, mal Entspannung und Auszeit. Die grundlegende Message aber ist immer die gleiche: Mit Alkohol bekommst du, wonach du dich sehnst.

Da sitzen Profis. Dadurch, dass die Alkoholindustrie so viel Geld einnimmt, kann sie die besten Leute beschäftigen. Und die haben ihre Hausaufgaben gemacht. Sie wissen, dass Kampagnen, die sich vorrangig auf Produkteigenschaften konzentrieren, zu weniger Verkäufen führen. Dass ihre Werbung besonders gut ankommt, wenn sie suggeriert, dass Konsumierende durch ihr Produkt soziale und körperliche Freude empfinden. Sie wissen, dass attraktive Szenerien in uns den Wunsch erzeugen, diese zu imitieren. Dass wir mehr trinken, je mehr Werbung wir sehen, und dass – noch viel besser – diese attraktiven Bilder auch bei Jugendlichen, den treuen Kunden von morgen, dazu führen, dass sie mehr Alkohol kaufen und trinken. Und dass diese Jugendlichen früher damit anfangen, desto mehr Alkoholwerbung sie sehen.

Hier bekommen wir unsere nächste Antwort. Denn die Politik weiß das eigentlich auch. Diese Studien sind bekannt und für jeden zugänglich. Trotzdem gibt es in Deutschland nur eine einzige zeitliche Einschränkung für Alkoholwerbung: für öffentliche Filmvorführungen, sprich fürs Kino. Dort darf sie vor 18 Uhr nicht laufen. Im Fernsehen geht das aber rund um die Uhr, im Radio auch, online auch, auf Plakaten sowieso – auch im Umfeld von Grundschulen und Spielplätzen. Trotzdem können Minderjährige an Tankstellen, in jedem Kiosk und in jedem Supermarkt so viel Bier, Sekt und Wein kaufen, wie sie wollen, ebenfalls rund um die Uhr. Trotzdem hielt es das Kabinett Merkel IV laut einer Antwort auf eine Kleine Anfrage der Grünen für »sinnvoll«, neben solch laschen gesetzlichen Regelungen auf »freiwillige Regulierungen« zu setzen, auf einen »Mechanismus der Selbstkontrolle der Wirtschaft«. Also auf die Selbstkontrolle von Alkoholproduzenten, die 50 Prozent ihres Umsatzes damit machen, dass diese Selbstkontrolle möglichst wenig bringt.

Auf symbolischer Ebene findet diese wohlgesinnte Einstellung gegenüber der Alkoholindustrie ihren Ausdruck, wenn Politikerinnen Maßkrug oder Römerkelch in die Kamera halten – und zwar Politiker jeglicher Couleur. Auf solchen Fotos sehen wir ja nicht nur wirtschaftsnahe Vertreterinnen wie Julia Klöckner, Markus Söder oder Christian Lindner. Auch von der SPD-Hoffnung Kevin Kühnert gibt es neben Zigarettenbildern solche, auf denen er mit Bier posiert. Robert Habeck lässt sich ablichten, wie er mit einem Maßkrug anstößt, auf dem vor grünem Hintergrund steht: »Auf den Inhalt kommt's an.« Jörg Meuthen tut's ihm gleich, nur eben mit AfD-Aufdruck. Und sogar Dietmar Bartsch von den Linken twitterte ein Foto von sich, auf dem er mit Paulaner-Krug anstößt. Beschriftet ist dieses Foto mit: »Ein Hoch auf dieses Getränk der Lebensfreude!«

Wo auch immer ein Vertreter unseres Staates ein Glas in die Höhe reckt, lautet die Botschaft: *Trinkt! Ich tue es auch.* Diese Verbrüderung gipfelt in Aussagen wie jenen des Landrats von Bamberg, der am Rande eines Biermarathons in die Kamera einer meiner ehemaligen BR-Kollegen sagte: »Bier ist ein Lebensmittel für uns Franken, für uns Bayern, Bewegung ist auch gesund, das passt schon zusammen (…). Das schafft Unmengen Arbeitsplätze, dieses Bier. Die Gastronomie schafft Unmengen Arbeitsplätze. Das ist eigentlich die Grundlage unserer gesamten Kultur.«

So etwas nennt man in der Werbung »Testimonial«. Bekannte Menschen sprechen sich für ein Produkt aus und verleihen ihm dadurch Glaubwürdigkeit.

Und hier verdeutlicht sich sehr schön, wie stark die einzelnen Bereiche miteinander verschränkt sind, wie sie einander beeinflussen und vorantreiben. Denn diese Testimonials finden wir ja nicht nur in der Politik. Wir finden sie in so ziemlich jeder Serie und jedem Spielfilm, den wir anschauen. Wir finden sie auf T-Shirts, auf denen Sprüche stehen wie: »Alkohol macht dumm und gleichgültig. Kapier' ich nicht, ist mir aber auch egal«. Oder: »Alkohol ist böse. Deshalb vernichten wir ihn.« Wir finden sie in den Chats und den sozialen Medien, wo der Traum eines jeden Werbetreibenden Realität wird. Dort, wo unsere Freundinnen und Verwandten ihre Instagram- und Facebook-Accounts mit Fotos fluten, auf denen die Sonne hinter ihrem Weinglas untergeht oder sich Gurkenstreifen um den Glasrand ihres Gin Tonic schlängeln. Wo sie Selfies mit coolem Craftbier von der hippen Brauerei hochladen oder mit gerecktem Maßkrug auf irgendeinem Volksfest posieren. Dort, wo sogar die Jungunternehmerin, die für viele ein Vorbild ist, Sprüche postet wie: »My superpower: I make wine disappear.« Oder: »Zu Vino sag ich nie no!«

Auch in der Bevölkerung zieht sich die Glorifizierung von links nach rechts und von oben nach unten. Egal, ob anspruchsvoller Humor oder platter. Egal, ob mit manikürten Nägeln am Strand oder auf Absturzbildern mit ironischem Untertitel. All diese Zitate, T-Shirts, Fotos und Memes tragen die frohe Botschaft weiter: *Seht her, es ist völlig legitim, sich zu betrinken. Alkohol ist toll.* Und genau hier zeigt sich, wie das Zusammenspiel seine Wucht entfaltet und mehr ergibt als die Summe der einzelnen Teile. Dieses Mehr ist unser gesellschaftliches Klima, das Alkohol gnadenlos verherrlicht.

Hemingway und Weltliteratur

Mein Handy kramt nicht nur Fotos bestimmter Tage hervor, es stellt mir manchmal auch Filmchen zusammen, die meine Entwicklung über Jahre hinweg zeigen. Wenn ich mir das heute anschaue, sehe ich in zwei Minuten, in was für eine persönliche Katastrophe mich diese Verherrlichung getrieben hat. Aus dem fröhlichen Mädchen, das Tänze vorführt, wird eine edel gekleidete Jugendliche, die strahlend ihr Weinglas in die Höhe hält. Als junge Frau häufen sich die Bilder, auf denen ich die Augen kaum noch aufhalten kann. Dann wirkt mein Gesicht aufgedunsen, und ich habe immer mindestens einen Pickel im Gesicht. Dann lege ich auf meine Kleidung offensichtlich nicht mehr allzu viel Wert. Dann kommen Bilder, auf denen ich weine. Dann verlieren meine Augen jeglichen Ausdruck. Zuletzt schaue ich nur noch stumpf in die Kamera. Meistens abends, allein, vorm Laptop in meiner Küche.

Obwohl mir viele Einzelheiten aus dieser Zeit fehlen, erinnere ich mich noch gut an diese Abende. Es waren die Monate, in denen ich kaum noch verleugnen konnte, ein Alkoholproblem zu haben, es aber noch immer tat. Und auch hier spielt dieses gesellschaftliche Klima eine große Rolle. Denn es lieferte nicht nur den Nährboden dafür, dass ich alkoholsüchtig wurde. Es lieferte auch den Nährboden dafür, dass ich es blieb. »Es gibt viele Möglichkeiten, Abhängigkeit zu intellektualisieren und zu ästhetisieren, meistens versucht man aber, damit einer unbequemen Wahrheit aus dem Weg zu gehen«, schreibt Daniel Schreiber in seinem hervorragenden Buch *Nüchtern*. Genau das tat ich. Ich intellektualisierte meine Sucht, indem ich mir einredete, unter Alkoholeinfluss besonders gut schreiben zu können. Diese Begründung erleichterte mich nicht nur, weil ich meiner unbequemen Wahrheit damit aus dem Weg gehen konnte – sie fühlte sich auch noch schön tiefgründig an. So nach Hemingway und Weltliteratur. Ja, sie gefiel mir so gut, dass ich in meinem WhatsApp-Status tatsächlich einige Wochen lang Hemingway zitierte: »Write drunk, edit sober.« Alles daran war verkehrt. Denn dieses Zitat stammt gar nicht von Ernest Hemingway, und das, was ich da betrunken formulierte, war alles andere als Weltliteratur. Zumal ich spätestens nach einer Stunde ein Auge zukneifen musste, um überhaupt noch etwas zu erkennen. Spätestens da schrieb ich nur noch Schwachsinn voller Tippfehler.

Heute ist mir klar, dass Alkohol meine Kreativität nicht befördert, sondern verstümmelt. Heute weiß ich, dass dieses Theater, das ich da in meiner Küche aufführte, eine Vermeidungsstrategie war. Eine der letzten Lügen, die ich mir erzählt habe, um der Wahrheit nicht ins Auge blicken zu müssen.

Anne

Meine Eltern haben reichlich getrunken, in unserem Umfeld wurde reichlich getrunken und Alkohol auch immer verherrlicht. Ich hatte schon längere Zeit den Verdacht, dass es bei mir nicht um den Genuss, sondern mehr um das Trinken an sich ging. Wenn meine Freunde so ein großes Gedöns gemacht haben um den richtigen Wein mit dem richtigen Säuregrad und nicht zu viel Zucker und aus der Region, Blabla von der und jener Traube des preisgekrönten Superwinzers, dann habe ich oft gedacht: Es ist aber schon Wein, und der berauscht. Alle. Nicht nur mich. Allenfalls der erste Schluck wird noch wahrgenommen, danach wird einfach getrunken. Dasselbe mit wirklich nicht so dollem Stoff: Getrunken wird er dann doch. Also geht es um den Rausch und nicht um den Genuss. Aus heutiger Sicht weiß ich, dass ich abhängig war. Nur haben weder ich noch meine Freunde das gesehen. Für das Bild des klassischen Alkoholikers hätte es nicht gereicht. Niemals! Es wird einfach viel zu wenig über diese ganzen Vor- und Zwischenstufen der Alkoholabhängigkeit geredet.

Als ich mir die Hemingway-Lüge nicht mehr glauben konnte, griff ich auf die ultimative Vermeidungsstrategie zurück – und brachte die Totschlagargumente all jener vor, bei denen es qualvoll, aber medizinisch betrachtet noch nicht lebensgefährlich ist: Ich trinke ja nicht täglich, und erst recht nicht morgens.

3

Ich trinke ja nicht täglich

Die verborgenen Anzeichen der Sucht

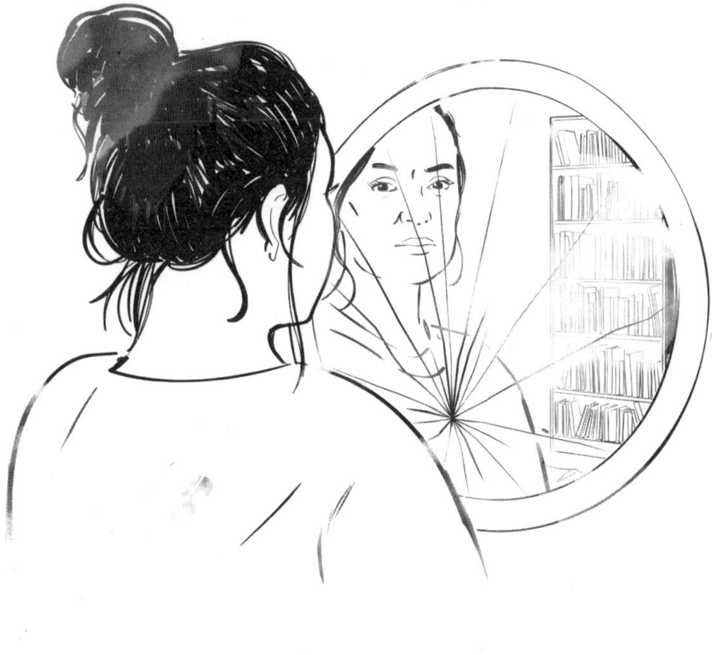

»Trinke ich zu viel?« | »Alkoholproblem Anzeichen« | »Wann Alkoholikerin« | »alkoholabhängig Test«.

In meinen letzten Alkoholjahren tippe ich solche Wortkombinationen immer wieder in meinen Laptop. Und immer wieder lande ich bei denselben Infoseiten, Wikipedia-Einträgen, Listen und Tests. Ich lese von Verwahrlosung, nachlassender Leistungsfähigkeit, Führerscheinverlust und Arbeitslosigkeit. Von zitternden Händen, Schlafstörungen und Schweißausbrüchen. Bei Zeitungsartikeln und TV-Beiträgen genau das Gleiche – nur eben mit Fallbeispiel. Auch die deutsche Medienberichterstattung kennt zu dieser Zeit nur eine Version von Alkoholabhängigkeit. Es sprechen Protagonisten wie Ansgar Scheidel, die Dinge erzählen wie Folgendes, 2015 auf *zeit.de* veröffentlicht:

Ansgar

Mein Magen lässt mich spüren, dass es gestern wieder zu viel war. Es brennt im Magen, es rumort. Die leicht eingeknickte Seitenlage im Bett bewahrt mich vor Magenkrämpfen. Angst macht mir der Druck im Bereich der Leber. Aufstehen. Übelkeit steigt auf. Ich trinke vorsichtig einen kleinen Schluck Wasser. Der Magen rebelliert. Trockenes Würgen. Ich steige unter die Dusche. Das Wasser tut gut, aber es erfrischt mich nicht. Das Pochen im Kopf und eine bleierne Schwere bleiben. Schlechter Geschmack im Mund. Das Rasieren macht mich nervös. Innere Unruhe greift um sich. Die Zeit kommt mir verschwendet vor. Zähneputzen gegen den schlechten Geschmack. Der Schaum erzeugt einen unheimlichen Würgereiz, schnell ausspülen. Ich brauche meinen Stoff, habe aber nichts mehr im Haus. Kein Wein, kein Bier, kein Wodka – nichts. Vielleicht ist noch ein Rest irgendwo in der Küche? Nein, alles leer. Nur in den Wodkaflaschen sind noch ein paar Tropfen. Sie benetzen kaum meine Zunge. Kein Wunder, das hatte ich gestern auch schon versucht.

Ich brauche den Stoff – jetzt. Mein Magen zieht sich voll Sehnsucht zusammen. Die Hände sind schweißnass, sie zittern. Anziehen, ich muss los, ich muss Alkohol haben.

Na, Gott sei Dank, denke ich damals, sobald ich das lese. Würgereiz? Schweißnasse Hände? Druck im Bereich der Leber? Kenne ich nicht. Mein Magen hat bei einem Schluck Wasser noch nie rebelliert, und an keinem einzigen Morgen meines Lebens habe ich mir gewünscht, Alkohol zu trinken. Erst recht keinen Wodka. Ich lese sowas, klappe den Laptop zu und bin erstmal beruhigt. Ja, Menschen wie Ansgar haben ein Problem mit Alkohol. Ich nicht. Nein, ich nicht.

Und doch

Trier, 2008.

Der Wecker reißt mich in die Realität. Tausend Nadeln scheinen sich in meinen Kopf zu bohren. Mein Mund ist so trocken, dass ich kaum schlucken kann. Ich stöhne, steige aus dem Bett und schreie. Schmerz durchfährt meinen rechten großen Zeh. Ich kann nicht auftreten. Blick auf die Uhr: *Mist, schon so spät.*

Ich bin Anfang zwanzig, studiere in Trier und arbeite bei RTL Radio in Luxemburg. Vier- bis fünfmal pro Woche absolviere ich die Frühschicht, entweder vor meinen Uniseminaren oder am Wochenende. Dann kümmere ich mich um Regionalnachrichten, Wetter und Verkehr. Um 5 Uhr morgens muss ich im Sender sein. Das wird knapp. Vorsichtig ziehe ich mir eine weite Hose an, putze mir die Zähne und hinke zum Auto. Gas gebe ich mit der Ferse, weil es sonst zu weh tut. Auf dem Weg zur A1 versuche ich, mich zu erinnern. Es gelingt nur teilweise: eine Gartenparty, ein Trinkspiel, bei dem wir über den Rasen rennen, ein Wein nach dem anderen. Eine Freundin, die mich anfleht: »Nathi, nimm bitte ein Taxi.« Ich, die selbstgerecht verkündet:

»Niemals!« Mein Fahrradlenker, wie er von links nach rechts schlingert. Ich auf dem Grünstreifen neben der Straße, mein Fahrrad auf mir, Scheinwerfer, Hupen. Das war's.

Ich fahre aufs Sendergelände. Die besten Parkplätze sind um diese Zeit noch frei. Ich stolpere in meine Schicht, quäle mich vors Mikrofon und bin pünktlich on air: »Im Studio Nathalie Stüben, schönen guten Morgen.« Punktlandung. *Bin halt Profi,* denke ich, als ich vom Studio zum Büro humple. Mein Zeh tut unfassbar weh, aber ich ziehe auch die restlichen Stunden durch. Wer feiern kann, der kann auch arbeiten. Erst nach meiner Schicht erlaube ich mir, zum Orthopäden zu gehen. Mein Zeh ist gebrochen, und ich weiß einfach nicht, wie es passiert ist. Scheiße.

Trier, 2010.

Bad-Taste-Party. Meine Kommilitoninnen und ich schmeißen uns in Neonleggings, schaufeln uns Schminke ins Gesicht und behängen uns mit Plastikschmuck. *Gott, ich liebe diese Mädels,* denke ich, als ich die zweite Schicht hellblauen Lidschatten auftrage. Im Hintergrund läuft eine CD, die ich gebrannt habe. Jetzt ertönt eine sturzbetrunkene Hildegard Knef: »Isch tue jetzt was absolut Idiotisches. Es ist schon heiß genuch hier und ein Lied zu singen, das so heiß ist wie Amsterdam.«

Ein Piano spielt die Melodie an. Hilde lacht. Ihr Publikum applaudiert und grölt. Meine Freundin hüpft zu ihrer Stereoanlage und stellt sie, so laut es geht.

»Hilde ist auch dabei!«, ruft sie.

Hilde lallt weiter: »Aber isch singe es für Sie mit sehr viel Liebe und den herrlichen Jacques Brel, der es geschrieben hat.«

Wir können ihre Worte mitsprechen, so oft haben wir diese Aufnahme schon gehört. Dann legt Hilde los, singt über das Rotlichtmilieu, die Seeleute, die Huren und den Suff. Nein, sie singt nicht. Sie legt eine der genialsten Performances hin, die ich kenne. Ihre dunkle Stimme dringt in mein Hirn: »Alles greift sich und fühlt, alles dreht sich und lacht, wenn der Mann, der da spielt, eine Trinkpause macht. Und dann führt man den Schatz, dieses üppige Stück, zu den Schnäpsen zurück und macht weiter am Platz. Heute Nacht, Amsterdam, macht der Schnaps alle toll, und sie saufen sich voll, auf dein Wohl, Amsterdam.«

Wir tanzen mit unseren Weingläsern durch die Einzimmerwohnung meiner Freundin, singen mit und feiern Hildegard Knef für ihre Kunst, ihr unfassbares Talent, ihren Rausch – den sie sich angetrunken hat und in den sie sich gerade singt. Uns feiern wir gleich mit. Zack, noch ein Rhabarberschnaps. Das Piano spielt sich gen Höhepunkt, Hilde ruft: »Heute Nacht Amsterdam! Amsterdam, Amsterdam, Amsterdam, Amsterdam!«

Wir rufen mit, umarmen uns, mich durchströmt ein Glücksgefühl. Dann ist das Lied aus. Ich nehme mir meine Wimperntusche und schminke mich weiter. Durch den Spiegel beobachte ich, wie eine meiner Freundinnen der anderen mit schwarzem Filzstift ein Herz auf die Brust malt. Im Herz steht »Kevinn«. Ich kneife ein Auge zu, weil ich mir nicht sicher bin, ob ich schon doppelt sehe. Nein, da steht wirklich Kevinn, mit Doppel-n. Wir brechen zusammen vor Lachen und kugeln uns auf dem Teppich. Mir laufen Tränen über die Wangen. Als wir mit unseren dicken Mänteln zur Party wanken, lachen wir noch immer. Am Eingang sagt der Türsteher: »Nee, Mädels, heute Abend ist Bad Taste.«

Wie die Exhibitionisten reißen wir unsere Mäntel auf und empören uns: »Siehste das Tattoo auf meiner Brust?!«

»Schau dir bitte diese Leggings an! Ich sehe aus wie Peggy Bundy!«

Er reißt seine Hände nach oben. »Okay, okay, sorry, hab ich nicht sofort gesehen.«

Wir lachen noch immer und gehen zur Bar. Eine meiner Freundinnen bestellt sich eine Cola.

»Willst du keinen Wein mehr?«, frage ich.

»Nein, mir reicht's. Ich will dann irgendwann nicht mehr.«

Mir wird das ewig ein Rätsel bleiben, denke ich, bestelle den nächsten Wein und stürme die Tanzfläche.

»Everybody, yeah, rock your body, yeah …«

Vor ein paar Stunden hab ich noch gedacht, dass Peggy Bundy ungefähr 30 Kilo weniger wiegt als ich und dass die Neonleggings wohl doch eher peinlich als witzig sind. Jetzt ist mir das egal. Ich bin in meinem Element. Backstreet Boys, Tanzfläche und Weinglas in der Hand.

»Now throw your hands up in the air. Whoop, whoop.«

Ich spüre, wie mich von hinten jemand antanzt. Oh, er ist süß. Ein paar Lieder später knutschen wir. Dann wird es schwarz. Als ich aufwache, sehe ich als Erstes die Brust meiner Freundin. Kevinn ist nur noch eine Wolke. Und ich habe keine Ahnung, wie ich wieder in ihrer Wohnung gelandet bin. Auf meinem Handy erscheint eine Nachricht von meinem damaligen Freund: »Na, Mausi, wie war die Party?« Ich antworte den ganzen Tag nicht. Versuche, mein schlechtes Gewissen zu verdrängen. Ich bin schon wieder fremdgegangen. Wieso mache ich das nur? Scheiße.

Bologna, 2011.
»Boah, ist das ein tolles Restaurant!«, sagen meine Mutter und ich unisono, als wir unter den Arkaden in der Via Cartoleria entlanglaufen. Ich studiere bald für ein Jahr in Bologna, und wir suchen ein Zimmer für mich. In dem Restaurant gibt's gefühlt mehr Tische als Platz. An den Wänden Bilder über Bilder, Büsten, alte Waagen, Stifte und Blöcke, Bücher und Vasen. Mittendrin Emanuele, der uns sieht und ruft: »Ma, come siete belle!«

Er kommt rausgestürmt, nimmt uns in den Arm und zieht uns in seinen Laden. Noch nie im Leben habe er so schöne Frauen gesehen wie uns.

»Bellissime!« Nein, also wirklich, noch nie! Ob la Mamma meine Schwester sei?

Heute wird mir bei solchen Sätzen schlecht. Damals fand ich sie charmant. Sobald wir sitzen, bekommen wir Prosecco aufs Haus, dann serviert er uns die besten Tagliatelle al Ragù, die es auf diesem Planeten geben dürfte. Das ist das, was wir als Spaghetti bolognese kennen – nur dass die in Bologna kein Mensch so nennt und auch kein Mensch mit Spaghetti kocht.

Ich nehme noch ein Glas Prosecco und fühle mich wohl. Dann muss ich lachen. Typisch, bevor ich überhaupt eine Wohnung habe, habe ich schon ein Stammrestaurant mit einem Wirt, der mir nachschenkt und nachschenkt und nachschenkt. Perfekt.

Als mein Studium losgeht, verbringe ich dort viele Abende, mindestens einen pro Woche. Bis es zu einem Vorfall kommt, der mich noch immer zusammenzucken lässt. An diesem Abend bin ich nicht mit meiner Mutter dort, sondern mit meinem damaligen Freund. Und Emanuele stellt plötzlich keinen Wein mehr auf den Tisch, sondern Grappa. Ich bewege mich schon jenseits von Gut und Böse und habe trotzdem noch nicht genug. Also kippe ich mir den Grappa ins Weinglas und trinke ihn in großen Schlucken. Eigentlich mag ich außer Rhabarberschnaps nichts Hochprozentiges, erst recht keinen Grappa. Aber ich kann einfach nicht aufhören. Als ich aufstehe, um zur Toilette zu gehen, stolpere ich und stürze. Mein Gesicht prallt ungebremst auf den Steinboden. Schwarz. Ich wache auf und spüre Splitter dort, wo mal mein linker Frontzahn war. Wir fliegen noch am selben Tag nach Hause. Meine Cousine ist Zahnärztin. Sie lässt alles stehen und liegen, um mich zu behandeln.

»Nathilein, deinen Zahn können wir nicht retten. Aber irgendwie bekommen wir das wieder hin.«

Ich bin wie in einem anderen Film. Und vor allem bin ich ihr dankbar. Auf meine Familie ist Verlass. Auf mich nicht. Scheiße.

München, 2015.

Ich habe mich von meinem Freund getrennt, bin Single und will es nicht sein. Deswegen tindere ich mich durch die halbe Stadt. Manchmal gefallen mir die Männer, manchmal nicht. Wenn sie mir gefallen, bin ich schnell verliebt. So schnell, dass meine Freundinnen schon witzeln, wenn ich vom Nächsten schwärme: »Nathi, wir sprechen uns in zwei Monaten nochmal.«

Was sie nicht verstehen: Es fühlt sich tatsächlich jedes Mal so an, als wäre er es jetzt. Bei K. auch. Er kann nicht nur toll küssen, er ist auch noch schlau und witzig. Nach kürzester Zeit steht für mich fest, dass ich meine Zukunft mit ihm verbringen will. Aber er schreibt Sätze wie: »Was wir haben, ist geheim, Nathalie« oder »Ich lebe in einer offenen Beziehung und suche nichts Ernstes.«

Anstatt es zu glauben, fange ich an, mir die Dinge schönzureden. *Er wird schon merken, wie gut wir zueinander passen, sobald er mich wirklich kennenlernt. Ich mag ihn so gern, wir haben so viel Spaß und bombastischen Sex, sowas kann doch nicht einseitig sein.*

Nun wache ich auf, verklebt und zerknittert, und frage mich, wo er ist. Das Zimmer ist leer. Was ist das für ein Zimmer? Okay, offenbar bin ich in einem Hotel. Ich schaue mich um. Meine Anziehsachen liegen gefaltet auf dem Schreibtisch, meine Schuhe stehen genau parallel zueinander davor. Hat er das so arrangiert? Ich stehe auf und sehe einen Zettel auf dem Klamottenstapel: »Hey, habe dich nicht wachbekommen, musste weg. Du schnarchst wie ein Berserker ;)«

Seine Worte treffen mich wie ein Faustschlag ins Gesicht. Ich ziehe mich an und gehe zur Rezeption. Das Zimmer ist noch nicht bezahlt. *Habe dich nicht wachbekommen,* denke ich wieder und wieder. *Schnarchst wie ein Berserker.* Ich will im Erdboden versinken, aber ich muss meinen Tag beginnen. Also bezahle ich und verlasse das Hotel. Es liegt direkt neben dem Münchner Büro der Deutschen Presse-Agentur, wo ich zu der Zeit einen Teil meines Geldes verdiene. *Oh Gott, hoffentlich sieht mich jetzt keiner.* Ich steige in die nächste Straßenbahn und fahre nach Hause, um mich wieder herzurichten. Um zumindest nach außen hin wieder so tun zu können, als wäre alles in Ordnung. Der Königsplatz zieht an mir vorbei, dann die Pinakotheken. Schöne Menschen laufen durch diese schöne Stadt. *Wie lange lag ich da so schnarchend? Wie lange hat er wohl versucht, mich zu wecken? Wie laut habe ich bloß geschnarcht, dass er sowas schreibt? Wie abstoßend bin ich bitte?* Scheiße.

Erstmal Pause machen

Das sind nur Beispiele. Solche Morgen habe ich hundertfach erlebt. Und an jedem einzelnen dachte ich mir das Gleiche: *Okay, du hast übertrieben. Jetzt machst du erstmal 'ne Pause.* Das tat ich dann auch. Am Anfang dauerten diese Pausen wochen-, manchmal sogar monatelang. Meinen gebrochenen Zeh zum Beispiel habe ich nüchtern heilen lassen. Nachdem ich zurück in Bologna war, habe ich dort nicht mehr getrunken, auch meine Magisterarbeit habe ich nüchtern geschrieben. In solchen Phasen war ich geflasht davon, *wie* leistungsfähig mein Hirn ist. *Wie* sportlich mein Körper. *Wie* interessant mein Studium. *Wie* gern ich meinen Freund mag. Mit was für einem Tatendrang ich morgens aufwache. Aber die Konsequenz, die ich daraus gezogen habe, war nie, das mit dem Alkohol sein zu lassen. Im Gegenteil. Mir lieferten solche Phasen den entscheidenden Grund dafür, damit weiterzumachen. Sie waren für mich der Beweis dafür, dass ich kein Problem habe. Weil ich's ja offenbar auch lassen kann. Irgendwann stand das nächste Glas Wein also wieder vor mir.

Mit den Jahren wurden die Blackouts Routine, die Pausen dazwischen kürzer. Zuletzt dauerten sie nur noch drei bis vier Tage. Ich war noch immer nicht an dem Punkt wie Ansgar. Aber ich hatte eben doch schon lange ein Problem. Irgendwann konnte ich das nicht mehr leugnen. Doch wirklich begriffen, intellektuell verstanden, habe ich mein Verhalten erst Jahre später bei einem der ersten Recherchegespräche für meinen Podcast und mein 30-Tage-Programm. Dafür bin ich an den Chiemsee gefahren, zum Alkoholismusforscher Prof. Dr. Michael Soyka, der dort damals neben seiner Forschungstätigkeit an der LMU eine Suchtklinik geleitet hat. Herr Soyka empfing mich in einem Büro mit Blick auf den See. Ich schaltete mein Mikrofon ein, und er erklärte mir den Unterschied zwischen körperlicher und psychischer Abhängigkeit.

Ansgar war körperlich abhängig. Heißt: Sein Körper hatte sich so sehr an Alkohol gewöhnt, dass er meinte, ihn zum Überleben zu brauchen. Wenn er zum gewohnten Zeitpunkt keinen Alkohol bekam, setzten körperliche Entzugserscheinungen ein, also die Symptome, die er in seinem *zeit.de*-Bericht beschreibt. Klassischerweise sind das Schweißausbrüche, Brechreiz, Zittern, Unruhe und Herzrasen. Sobald Ansgar Alkohol trank, ließen diese Symptome wieder nach oder hörten ganz auf. Wir halten das für die Norm, wenn wir an Alkoholabhängigkeit denken. De facto aber ist Ansgar die Ausnahme. Unter den Abhängigen sind die körperlich Abhängigen in der Minderheit.

»Das ist die Endstrecke«, sagt Michael Soyka damals.

Ich sitze ihm gegenüber und denke über seine Wortwahl nach. *Endstrecke,* wiederhole ich im Kopf, *habe ich in meinem ganzen Leben noch nie gesagt.* Herr Soyka spricht weiter, und ich verpasse fast den Satz der Sätze: »Für mich gibt es ein paar Kernsymptome der Abhängigkeit: Das ist zum einen der Kontrollverlust – ich kann nicht aufhören, wenn ich einmal anfange. Das ist zum anderen das süchtige Verlangen, Neudeutsch ›Craving‹, also Suchtdruck, also ein Verlangen, Alkohol zu trinken. Das sind die Kernsymptome einer Abhängigkeit.«

Bäm. Ich sitze ihm gegenüber und habe eines der schönsten Gefühle, die es für mich gibt: Ich verstehe. Da ist es, das theoretische Gegenstück zu meinem Bauchgefühl. Ich war sowas von abhängig – nur halt nicht körperlich, sondern psychisch.

Dann ist der Damm gebrochen

Ich konnte das mit dem Trinken zwischendurch gut sein lassen, aber sobald ich einmal angefangen hatte, war es mir nahezu unmöglich, damit aufzuhören. Nach ein, zwei Gläsern Wein fühlte es sich so an, als würde sich in meinem Kopf ein Schalter umlegen. Dann wollte ich immer weitertrinken und habe alles in Bewegung gesetzt, um es tun zu können. Dann dachte ich nicht nur ans nächste Glas, sondern auch ans übernächste – und ans überübernächste. Dann fing ich an zu überschlagen, wie viel meine Freundinnen im Kühlschrank haben und wie lange das ausreichen würde. Dann war ich sauer, wenn der Kellner meinem Date mehr eingeschenkt hat als mir. Dann bin ich nach Feiern noch alleine in Kneipen gegangen, um weiterzutrinken. Dann hab ich mich bei Sturm und Regen noch auf den Weg zur Tankstelle gemacht. Und wenn ich bei meinen Eltern zu Besuch war, bin ich abends noch heimlich in den Keller gegangen, um mir Wein mit aufs Zimmer zu nehmen. Ich habe erst Ruhe gegeben, wenn mein Körper zusammenbrach, einschlief oder wirklich nichts mehr zu kriegen war.

Mareike

Zerrissen. Ich fühle mich zerrissen. Fragmentiert. Mein Geist, mein Herz, meine Seele, meine Ratio, alle wissen es. Eigentlich. Sie wissen, dass der erste Schluck zum nächsten führt. Sie wissen, dass da dieser Punkt ist, wenn die erste Wärme des Alkohols durch meine Glieder fließt. Dann. Dann! Dann. Ist. Alles. Egal. Wirklich alles. Dann ist der Damm gebrochen. Dann gibt es kein Halten mehr. MEHR schreit es in mir. Mehr Rausch, mehr Kontrollverlust, mehr Alkohol.

Meine alkoholfreien Phasen waren kein Beweis dafür, dass ich kein Problem habe. Sie waren Teil meines Musters, Teil meines Problems. Vor allem insofern, als ich sie dazu genutzt habe, es zu verdrängen. Ganz nach dem Motto: Ich trinke nicht täglich, so schlimm kann es nicht sein. Dabei war das eigentlich Entscheidende zum einen, dass mein Verlangen zu trinken schlussendlich so groß war, dass ich immer wieder damit anfing. Und zum anderen, dass dann sehr schnell wieder diese Abende kamen, an denen ich kein Ende fand.

Auch das ist Kontrollverlust

Nachdem mein Podcast *Ohne Alkohol mit Nathalie* und mein erstes Online-Programm im Oktober 2019 an den Start gingen, verbrachte ich über ein Jahr lang täglich mehrere Stunden damit, mich mit meinen Hörerinnen und Teilnehmern auszutauschen. Wobei der Begriff »Schicksalsgefährten« es noch besser trifft. Denn die meisten davon bewegten sich ebenfalls in einem Bereich, in dem es schlimm ist, aber noch nicht »die Endstrecke«. In dem nach außen hin noch so vieles funktioniert, das Innere aber Stück für Stück verarmt. Bildlich gesprochen führte mich diese Korrespondenz also quer durch den riesengroßen Graubereich, der sich zwischen Genusstrinken und körperlicher Abhängigkeit erstreckt. In dem sich jene bewegen, die problematisch trinken, ohne dass unsere Gesellschaft groß Notiz davon nehmen würde. Und der so anonym ist, dass die Wissenschaft ihn kaum zu fassen kriegt.

Weit über tausend Stunden verbrachte ich damit, diesen Menschen zuzuhören und sie zu begleiten. Ich schrieb ihnen, welche Erfahrungen ich gemacht habe, was ich aus meinen Recherchen gelernt habe, welche Erkenntnisse mich weitergebracht haben, mit welchen Gedanken, Tricks und Strategien ich meinen Weg aus der Sucht gefunden habe – und sie schrieben mir von ihren Erfahrungen, ihren Ängsten, ihren Gedanken, Gewohnheiten und Geheimnissen. Nach vierzehn Monaten umfasste dieser Austausch rund 10.000 Mails. Ich fing dadurch an zu begreifen, wie viele Schattierungen Alkoholgrau haben kann – und dass Grau dennoch Grau bleibt. Mir wurde klar, wie unterschiedlich unsere Geschichten sind und wie sehr sie sich trotz allem gleichen. Außerdem hat mir dieser Austausch Folgendes verdeutlicht: Kontrollverlust bedeutet nicht zwangsläufig Totalabsturz. Er ist unabhängig von der Menge, die wir trinken. Entscheidend ist, was im Kopf abgeht. In meinem Postfach beginnen unzählige Nachrichten mit den Worten: »Liebe

Nathalie, solche Abstürze, wie du sie erlebt hast, kenne ich nicht. Und doch …«

Und doch fressen sich Sorge und Depression ins Leben. Selbstzweifel und Überforderung. Und doch kommen die Betroffenen immer seltener zur Ruhe, weil das Karussell im Kopf sich unaufhörlich zu beschleunigen scheint. Und doch haben sie das Gefühl, von niemandem mehr verstanden zu werden und innerlich zu vereinsamen. Und doch erleben sie Kontrollverlust, weil sich etwas in ihr Leben geschlichen hat, das den Alltag mitbestimmt und ihre Gedanken kapert: der Drang, Alkohol zu trinken. Auch wenn's »nur« ein, zwei Gläser Bier sind. Zwei, drei Gläser Wein.

Miriam

Ich bin dreiundfünfzig, habe über zwanzig Jahre getrunken und hatte nie einen Blackout oder extreme Abstürze, aber ein bis zwei Gläser Wein zu einem guten Essen gehörten dazu. Ich habe mir immer gesagt, dass ich nicht abhängig bin, weil ich ja auch Tage habe, an denen ich nichts trinke. Weil ich noch nie wirklich betrunken war und ja auch nicht viel trinke (ich habe noch nie eine ganze Flasche Wein alleine geleert). Weil ich meiner Arbeit nachgehe, meine Kinder nicht vernachlässige und mein Zuhause auch nicht. Weil ich nicht morgens trinke und nicht heimlich. Aber irgendwann habe ich gemerkt, dass ich mir ständig Gedanken darüber mache, ob ich öfter trinke als meine Mitmenschen. Wenn ich einige Tage verzichtet hatte, habe ich extrem auf den Moment hingefiebert, wenn ich wieder »durfte«. Seit etlichen Jahren habe ich Probleme mit meinem Magen (Reizmagen). Keinen Spaß mehr an Unternehmungen. Das ist der Stress, habe ich mir versucht einzureden. Bin sehr oft genervt. Hab keine Lust auf Besuch, weil mich einfach alles überfordert hat. Alles wurde mir zu viel. Ich dachte an einen Burnout. Nein!!!!!! Das ist der Alkohol.

Roland

Ich war nie besonders betrunken, ich erinnere mich auch an keine totalen Abstürze. Ich habe das Zeug halt immer gut vertragen und aufgehört, wenn ich meine Grenze erreicht hatte. Aber nachts plagten mich Gedankenschleifen und Selbstzweifel. Meine Muskeln und mein Kopf taten weh, ständig musste ich zur Toilette. Morgens fühlte ich mich wie gerädert, und bei der Arbeit hoffte ich, dass niemand persönlich etwas von mir will. Aber wenn ich danach laufen ging, klappte das immer gut, und ich dachte: »Warum nicht ein Bier zur Erfrischung. Funktioniert doch alles bestens.«

Nadine

Auswärts war ich eine völlig unauffällige Trinkerin. Zu Hause stand die Flasche Wein ab dem Abendessen einfach auf dem Tisch oder beim Sofa. Ich habe mir öfter mal nachgeschenkt, wenn gerade keiner dabei war. Am Ende eine Flasche am Abend. Manchmal bin ich auch in die Küche gegangen, damit man nicht sieht, wie viel Wein im Glas landet. Auch zu Hause wurde ich nie auffällig. Nachts hatte ich Schlafstörungen, und dann setzte auch eigentlich schon das schlechte Gewissen ein. Ich dachte, wie armselig, wie undiszipliniert ich bin. Wie soll ich so ein Vorbild für meine Töchter sein? Wir haben doch genug Probleme (mein Mann ist Krebspatient). Jeden Tag nahm ich mir vor: aber heute nicht, heute trinke ich einfach nichts. Morgens noch mit voller Überzeugung, die aber spätestens ab dem Nachmittag schwand. Ach komm, ein Glas schadet doch nicht … Blablabla … das Übliche … Das »Gönnungsglas« war natürlich schnell leer. Und oh Wunder, es blieb natürlich nie dabei. Ich konnte weder mal einen Tag nichts trinken noch bei einem Glas bleiben, wenn ich trank. Unmöglich. Ich sah mich total gefangen in der Falle.

Und wer jetzt denkt: *Eine Flasche? Mannomann.* Nochmal: Es greift zu kurz, Abhängigkeit anhand von Trinkmengen zu definieren. Es steigert auch lange nicht jede Abhängige über die Jahre hinweg den Konsum. Ich habe einige Teilnehmer, bei denen die Menge jahrzehntelang konstant blieb. Und ein eindrückliches Beispiel dafür habe ich kurz nach meinem Entschluss, endgültig mit dem Trinken aufzuhören, persönlich kennengelernt: eine Frau, die sich als abhängig bezeichnet hat, weil sie dreißig Jahre lang jeden Abend eine Halbe getrunken hat. Also das, was man in Bayern zu einem halben Liter Bier sagt. Als ich das damals gehört habe, hab ich auch erst nicht verstanden, wo das Problem liegt. Ich alte Absturztrinkerin dachte mir: *Da träum ich von.* Aber – und das ist der springende Punkt – jeden Morgen nahm sich diese Frau vor, diese Halbe abends nicht zu trinken. Jeden Tag fing ein paar Stunden später die innere Debatte an. Diese krampfhafte Suche nach Gründen, warum es heute Abend doch nochmal geht. Und jeden Abend ging sie vor dieser Halben in die Knie und trank sie doch wieder. Auch das ist Kontrollverlust. Nur dass diese Form nicht als Dammbruch in Erscheinung tritt. Sie äußert sich darin, sich immer wieder vorzunehmen, nichts zu trinken, und es dann doch zu tun. Oder aber darin, sich immer wieder vorzunehmen, nur ein Glas zu trinken, und sich dann doch ein zweites einzuschenken.

Scheinerfolge als Teil der Sucht

Egal ob täglich oder alle paar Wochen. Egal ob Absturz oder die Halbe am Abend. In meinen Augen ist das Paradeanzeichen dafür, dass jemand psychisch abhängig ist, der Wunsch, weniger zu trinken – und die Tatsache, dass das auf Dauer nicht funktioniert.

Im Alltag bemerkbar macht sich das oft durch Trinkregeln aller Art. Bei mir klangen die so: Ab heute trinke ich nicht mehr als ein

Glas pro Abend, ab heute nur noch beim Ausgehen, ab heute nur noch Rotwein, weil ich den nicht so gern mag. Ab heute trinke ich nur noch in Gesellschaft, nur noch mit Freundin XY, nicht vor 18 Uhr, nur noch an den Wochenenden, nur noch fünf Drinks pro Woche. Ab heute trinke ich nur noch, wenn ich rauche oder wenn ich sonst nichts esse und so weiter.

Es ist unfassbar, wie viel Zeit ich damit verbracht habe, an diesen Regeln zu feilen. Wie viel Anstrengung es mich gekostet hat, sie einzuhalten, und wie deprimierend es war, wenn ich feststellen musste, dass ich sie schon wieder gebrochen habe. Dass es mir schon wieder nicht gelungen ist, mich dauerhaft daran zu halten. Denn – und das ist das Gemeine – manchmal ist es mir gelungen. Es gab diese Abende, an denen ich nur ein Glas Rotwein getrunken habe und dann nach Hause gegangen bin. Das war nicht oft der Fall, und es war dann auch kein schöner Abend, aber hey, in meinem süchtigen Hirn kam an: *Klappt, du musst dich halt nur wirklich, wirklich zusammenreißen.* Ein weiterer gefährlicher Trugschluss.

Alex

Mir ist meine Sucht schon seit über dreißig Jahren bewusst, und seitdem versuche ich, kontrolliert zu trinken, mit therapeutischer Unterstützung. Manchmal habe ich es geschafft, nur zwei Gläser zu trinken. Bei mir beginnt der Kontrollverlust nach dem dritten Glas und endet oft im Blackout. In diesem Zustand habe ich schon viele schlimme Sachen erlebt. Zwei Beispiele:

1. Autofahrt mit Alk in München und Unfall. Führerscheinentzug für ein Jahr und dann ohne Führerschein und mit 1,8 Promille gefahren und in Polizeisperre geraten. Strafe: sechs Monate auf Bewährung – vorbestraft. Zwei kleine Kinder zu Hause, und meine Frau musste mich nachts um 4 von der Polizeiwache abholen.

2. Nachts um 1 Uhr ist zu Hause der Wein ausgegangen. Mit Schlafanzug und Bademantel ins Auto gestiegen und in ein feines Lokal eingefallen und eine Flasche Wein für wahnsinniges Geld gekauft. Dann auch noch eine Visitenkarte dort hinterlassen, um zu zeigen, wie wichtig ich bin.

Trotz allem musste ich all die Jahre daran denken, dass das »kontrollierte Trinken« ja immer mal funktioniert hat. In Wahrheit war es nichts anderes als eine jahrzehntelange Quälerei und ob es gelingt ein Zufall.

Alex' Beispiel zeigt, was psychisch Abhängige nur schwer erkennen können: Für uns funktioniert kontrolliertes Trinken eben nicht »immer mal«. Es funktioniert nie. Nicht auf Dauer. Und wenn's auf Dauer nicht funktioniert, dann funktioniert es nicht. Millionen von Menschen haben das getestet. Ich auch, jahrelang, intensivst. Und ich zähle nun wirklich zu denjenigen, die Dinge durchziehen. Erst recht, wenn sie mir wichtig sind.

Und doch.

Mittlerweile weiß ich, dass ich mich diese ganze Zeit über im Einflussbereich der Sucht aufgehalten habe. Solange ich versuchte, Alkohol in mein Leben zu integrieren, bewegte ich mich zu ihren Konditionen. Und das bedeutet, ich tat nichts anderes, als russisches Roulette zu spielen. Es war nur eine Frage der Zeit, bis sich der nächste Schuss löst. Ich habe mit aller Macht versucht, dieses Spiel zu beherrschen. Dabei lag die einzige Möglichkeit zu gewinnen darin, es zu beenden. Die Lösung lag darin, die Waffe wegzulegen.

Viele Versionen, ein Problem

All das hätte ich gern früher gewusst. Stattdessen wiederholte ich Online-Tests, die mir suggerierten, dass Alkoholabhängige trinken, um morgens in die Gänge zu kommen. Dass sie ihren alltäglichen Aufgaben nicht mehr nachkommen können und verwahrlosen. Was natürlich alles stimmt, aber eben erst später. All das sind Konsequenzen, Folgeerscheinungen der Sucht. Bis es so weit ist, dass wir unseren Führerschein verlieren, uns scheiden lassen und aufhören, uns abends die Zähne zu putzen, gehen Jahre und meistens Jahrzehnte ins Land. Das wird wohl auch bei Ansgar so gewesen sein. Sein Text endet übrigens so: »Ich nehme noch einen kleinen Schluck aus dem Flachmann – meine Unsicherheit ist verdrängt, die Unruhe bleibt.« Dann folgt ein Hinweis von *zeit.de:* »Der Autor schreibt unter Pseudonym. Sein richtiger Name ist der Redaktion bekannt.«

Dieser Hinweis ist ein Grund dafür, dass vorne auf dem Buchcover mein Gesicht zu sehen ist. Denn der Subtext lautet: *Der Autor hat etwas zu verstecken. Wenn er zu seiner Abhängigkeitsgeschichte stehen würde, müsste er gesellschaftliche Konsequenzen fürchten.* Und als ich so etwas damals las, dachte ich mir natürlich erst recht: *Also nein, so wie Ansgar bin ich wirklich nicht.*

4

Ich funktioniere ja noch

Der Tunnelblick auf den Extremfall

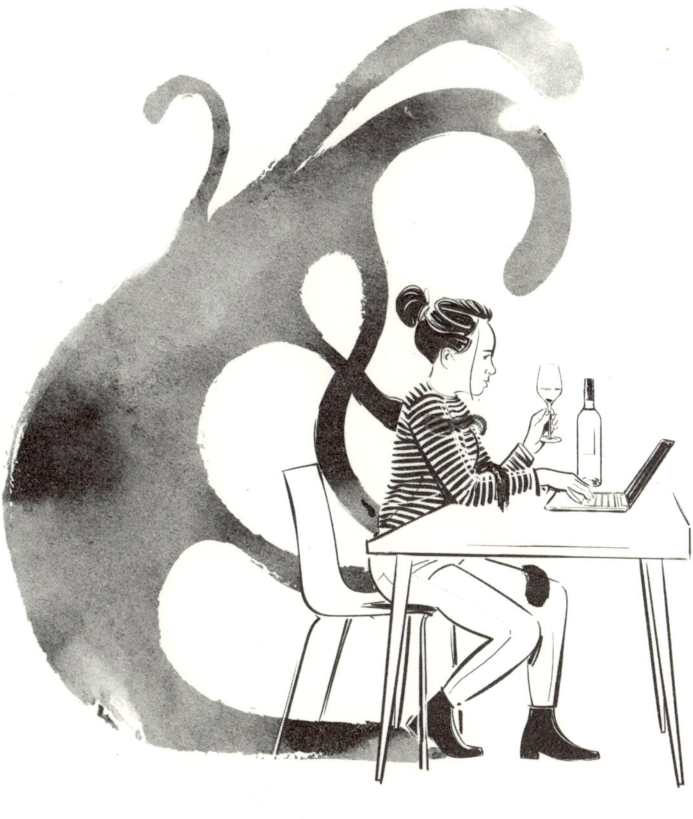

Alena

Ich denke, der grundlegende Unterschied (und trügerische Fehler) zwischen diesen zwei Konsumparteien liegt in der gesellschaftlichen Bewertung: Solange du funktionierst und deine Abhängigkeit nicht zur Schau stellst, bleibst du auf perfide Art und Weise integriert. Leistest du keinen nennenswerten Beitrag mehr, bist du raus.

»Du, meinst du, ich habe ein Alkoholproblem?«

Ich sitze mit einer Freundin am Sendlinger Tor und stelle ihr die Frage, die mich in letzter Zeit immer wieder plagt. Es ist eine Freundin, mit der ich mich regelmäßig abschieße.

»Schmarrn. Schau dich doch mal an. Du bist erfolgreich, du kriegst dein Leben geregelt, du hast doch kein Alkoholproblem!«

Es beruhigt mich nur kurz. Ich habe mittlerweile Angst vor mir.

Mit Ende zwanzig lebe ich in München und verdiene mein Geld als freie Journalistin. Was bedeutet, dass ich mehrere Arbeitgeber habe. Mal recherchiere ich Beiträge für den Bayerischen Rundfunk, mal übernehme ich dort Nachrichtenschichten, mal schreibe und fotografiere ich für die dpa, mal für Zeitungen und Magazine. Hin und wieder produziere ich auch kleine Imagefilme. Feste Arbeitstage habe ich keine. Dadurch gelingt es mir, meine Abstürze so zu organisieren, dass sie nicht auffallen. Ich reiße keine einzige Deadline und erscheine zu jeder Schicht, für die ich eingetragen bin. Ich werde oft gelobt, und wenn jemand ausfällt, bin ich da, lächle und schiebe Doppelschichten. Meine Arbeit ist mir heilig. Manchmal habe ich den Eindruck, sie ist das Einzige, was mich noch bei Sinnen hält. Sicherlich ist sie das Einzige, was noch funktioniert.

Die Routine des Elends

Wie schlecht es mir mittlerweile geht, zeigt sich an meinem Privatleben. An Dingen, die erst auf den zweiten Blick zu erkennen sind, wenn überhaupt. Ich verliere ständig Sachen. Vor allem Portemonnaies, Handys, Mäntel, Schals und Ohrringe. Wenn ich mal zur Ampel renne oder die Treppe nehme, gerate ich aus der Puste. Mein Gesicht ist aufgequollen und mein Körper übersät mit Hämatomen. Manche sind so groß wie meine Handflächen, oft dunkelblau bis schwarz. Nach jedem Absturz finde ich neue. Wo sie herkommen, weiß ich nie, aber verstecken kann ich sie gut. Routine. Sie gehören schon so lange zu meinem Leben, dass ich mich daran gewöhnt habe. Was mich hingegen langsam beunruhigt, ist mein Gefühlsleben. Es bewegt sich in Extremen. Entweder fühle ich mich wie ein Krebs ohne Schale, nehme mir alles zu Herzen und fange wegen Kleinigkeiten so stark an zu weinen, dass es mich schüttelt. Oder aber – und das ist der Regelfall – meine Gefühle erscheinen mir wie abgespalten. Als wären sie gar kein Teil mehr von mir. Als wäre da eine innere Mauer, die ich nicht überwinden kann. Ich habe dann zwar noch eine Vorstellung davon, wie es wäre, jetzt etwas zu fühlen, aber ich tue es de facto nicht.

Eines Tages ruft meine Mutter an und sagt mir, wie wichtig es meinem Lieblingsonkel ist, dass ich zu seinem 80. Geburtstag komme. Der Onkel, der mich noch immer »Kröte« nennt. Sie sagt das mehrmals und Monate im Voraus. Aber ich bekomme es nicht hin, mir den Termin einzutragen. Es wäre eine Sache von zwanzig Sekunden, ich schaffe es einfach nicht. Irgendwann stelle ich fest, dass ich an diesen Tagen News-Schichten bei der dpa angenommen habe und nicht weg kann. Ich versuche noch, die Schichten an jemanden abzugeben, aber sie fallen auf die Ostertage, und alle anderen aus dem Team sind schon verplant. Es ist zu spät. Egal. Mir ist's ehrlich gesagt ganz recht. Ich hätte 700 Kilometer reisen und meiner Familie vorspielen müssen, dass alles okay ist. Also den Menschen, die mich am besten kennen. Superanstrengend. Nee, passt schon so. Am Abend seines 80. Geburtstags betrinke ich mich, am nächsten Tag gehe ich verkatert zur Arbeit.

Ein paar Wochen später stirbt mein Onkel. Meine Mutter erzählt mir das am Telefon. Ich bin gerade wieder auf dem Weg zur Arbeit. Dann sagt sie noch: »Ich glaube, er hat gespürt, dass er bald sterben würde. Deswegen wollte er dich unbedingt dabeihaben. Er mochte dich so unheimlich gern.«

Ich höre ihre Worte und warte auf die Tränen, den Heulkrampf, das schlechte Gewissen. Aber da ist nichts.

Sina

Mein Mann hat seine kleine Tochter mit in unsere Beziehung gebracht. Dann bekamen wir zwei eigene Kinder, ein Mädchen und einen Jungen. Der Junge kam mit dem Downsyndrom auf die Welt. Nach außen hin meistern wir das Patchworkprojekt inklusive Mammutverantwortung im Job mit jeweils 40-Stunden-Wochen grandios. Innen sieht es chaotisch aus. Wir haben beide Schlafstörungen und streiten oft. Unser kleiner Junge muss häufig in die Klinik. Für mich beginnt ein verzweifelter Kampf mit den Alltagssorgen zu Hause und der immer größer werdenden Last im Beruf. Schon morgens nach dem Aufstehen freute ich mich auf meinen Rotwein am Abend. Ich merkte, dass meine Gedanken sich immer mehr um den Alkohol drehten. Abend für Abend trank ich eine ganze Flasche. Immer den gleichen, immer aus unterschiedlichen Geschäften. Sieht halt blöd aus, wenn ich jeden Tag beim Edeka um die Ecke eine Flasche Wein kaufe. Irgendwann wurden aus einer Flasche zwei. Am Freitag- und Samstagabend auch drei. Sobald die Kinder im Bett waren und der anstrengende Tag hinter mir lag, trank ich. Ich habe meine Ängste, Gedanken, Gefühle weggespült.

Meistens war ich nach zwei Stunden »fertig« und fiel erschöpft und betrunken ins Bett. Ich fiel in einen tiefen Schlaf und wurde nach drei, vier Stunden geweckt von meinem hämmernden Herzschlag. Morgens war ich so verkatert, dass ich kaum Auto fahren konnte. Und schlecht gelaunt. Einmal hatte ich so einen schlimmen Wutanfall, dass meine Tochter Angst vor mir bekam. Aber nach außen war ich die Powerfrau, die immer vorne mitmischte und die viele bewunderten.

Sebastian

Mir ging es genau wie dir und deinen Gästen in deinem Podcast, ich habe viele lustige Geschichten erlebt mit Alkohol. Habe zwanzig Jahre lang regelmäßig viel zu viel getrunken. Die schlimmen Tage danach habe ich verdrängt oder die Morgen mit meinen Saufkumpanen heroisiert. Ich bin nie negativ aufgefallen. Erst wenn ich dann irgendwann alleine in meiner Bude saß, kamen die depressiven Gedanken. Bei mir war es besonders schlimm nach zwei bis drei Tage langen Sauftouren oder Festivals. Ich kann mich noch gut an die Woche nach meinem Junggesellenabschied erinnern. Nach solchen Exzessen habe ich nicht nur einmal an Selbstmord gedacht. Aber ich vermute, dass, wenn man mein Umfeld gefragt hätte, sie mich nicht als gefährdet oder süchtig eingeschätzt hätten.

Isabelle

Ich bin seit vierzehn Jahren in einer wirklich massiv ungesunden Beziehung mit dem Alkohol. Gerade sitze ich hier und trinke die letzte Flasche Prosecco in diesem Haushalt und weine. Ich weiß schon so lange, dass es an der Zeit ist, und ich kann es mir nicht vorstellen. Ich bin furchtbar, wenn ich getrunken habe. Ich weiß schon länger, dass ich mich nicht mehr belügen kann. Na ja, aber die anderen zu belügen ist leicht. Ich bin so eine starke Person, NIEMAND glaubt mir, wenn ich sage, dass ICH ein Problem hab. Echt krass. Keiner glaubt, dass es MIR scheiße gehen könnte. Dafür bin ich nach außen hin zu stark. Nur mein Mann kennt mich. Und ich schäme mich dafür. Mein 2 1/2 Jahre alter Sohn bekommt es ab, dass ich immer so wütend bin, und ich möchte das nicht mehr. Weder für ihn noch für mich.

Unser innerer Verfall schreitet voran. Unsere Beziehungen verarmen. Das, was uns menschlich macht, verkommt. Aber wir sind ja stark und leistungsfähig. Unsere Kinder machen was her, und wir fallen nicht negativ auf. Wir arbeiten und zahlen Steuern. Und oft hängen wir uns noch extra rein, damit bloß keiner bemerkt, was hinter den Kulissen los ist. Also alles okay, oder nicht? Was haben wir doch für eine neoliberale Vorstellung von »funktionieren«.

Wenn wir es nicht erwarten können, dass unsere Kinder einschlafen, damit wir uns endlich unsere Flasche aufmachen können, funktioniert das Leben dann? Wenn wir uns totarbeiten, wenn wir uns nicht gerade tottrinken, damit keiner mitbekommt, was für ein Chaos eigentlich bei uns herrscht, funktioniert es dann? Wenn wir nach außen hin verstecken, wie ängstlich wir geworden sind, wie depressiv und gestresst und verzweifelt? Wenn wir unsere freien Tage verstreichen lassen, weil wir getrunken haben und regenerieren müssen? Wenn wir keine Lust mehr auf unsere Hobbys haben, weil Trinken unser Hobby geworden ist? Wenn wir unsere Lieben nicht mehr an uns heranlassen, weil wir zu viel zu verheimlichen haben? Wenn wir immer wieder Dinge sagen, die wir so nicht meinen? Wenn wir an unseren Partnern herumnörgeln und Streit suchen, weil wir irgendwie davon ablenken müssen, wie unzufrieden wir sind? Wenn wir lästern und jammern, weil wir nicht erklären können, woher diese Traurigkeit in uns kommt? Wenn unsere Gedanken Amok laufen? Und unsere Gefühle gleich mit? Wenn die Liste an Dingen, die wir gern noch erleben möchten, immer länger wird, weil wir für so etwas neben all der Arbeit und all dem Trinken keine Energie mehr haben, funktioniert es dann? Wenn wir unsere Tage nicht mehr *er*leben, sondern *über*leben, können wir dann wirklich von »funktionieren« sprechen?

Ich würde mal sagen: Nein.

Aber wir klammern uns an den Schein. Unser Inneres brüllt: »Hör auf damit!« Und wir? Verstehen nicht, was es uns sagen will. Die Botschaft kommt nicht an, weil sie nicht in unser Bild passt. Aufhören würde ja bedeuten, sich ein Problem einzugestehen. Aber wir sind doch ganz anders als die Leute, die ein Alkoholproblem haben! Wir stehen doch mit beiden Beinen im Leben. Wir liegen doch noch nicht am Boden. Und da muss man schließlich landen, um mit dem Trinken aufzuhören, oder? Das ist doch die Grundbedingung, um aufhören zu können. Ja fast sogar, um aufhören zu dürfen. Denn warum sollte man das vorher tun?

Das ist natürlich eine rhetorische Frage. Ich formuliere das so zugespitzt, um zu verdeutlichen, was sich hinter unserer Definition von »funktionieren« noch verbirgt: die Annahme, dass es erst so richtig schlimm werden muss, bevor es besser werden kann.

Noch nicht am Boden

Es hat mit Sicherheit Kolleginnen und Kollegen gegeben, die am nächsten Tag bei der Arbeit meine Fahne gerochen haben. Oder die mich durch München haben torkeln sehen. Ich erinnere mich daran, wie mich ein Kommilitone morgens angrinste und fragte: »Sag mal, bist du noch betrunken?« Ich weiß auch, dass der Ex-Freund einer meiner engsten Freundinnen ihr gegenüber mal erwähnte, dass ihm mein Alkoholkonsum nicht geheuer ist. Eine meiner Kurzzeitaffären meinte mal zu mir: »Du trinkst viel, Nathalie.« Und nachdem ich mit meinem Problem an die Öffentlichkeit gegangen bin, fragte mich eine Mitarbeiterin der Journalistenschule, ob sie etwas hätte sagen sollen, mein Problem sei »schon augenfällig gewesen«.

Aber ich weiß eben auch, was da vorm Sendlinger Tor passiert ist. Ich weiß, dass eine andere meiner engsten Freundinnen zu Alkoholzeiten zu mir meinte: »Ich kenne niemanden, der so *lost* ist wie du. So verloren. Spiel mal lieber Gitarre, anstatt dich andauernd mit Typen zu treffen.« Weil sie damals dachte, dass die ganzen Männer mein Problem sind. Dass es der Alkohol sein könnte, darauf ist sie nicht gekommen. Ich erinnere mich an die Reaktion einer weiteren Freundin, mit der ich auf der Journalistenschule war. Als ich ihr erzählt habe, dass ich plane, einen Podcast zu dem Thema zu starten, sagte sie als Erstes: »Bist du dir sicher, dass du abhängig warst? Wir haben doch alle viel getrunken.« Und als der Podcast dann live ging, schrieben mir zahlreiche Bekannte, Kolleginnen und Kollegen: »DU hattest ein Alkoholproblem?! Hätte ich nicht gedacht.«

Kurzum: Meine Fassade bröckelte, aber vom sprichwörtlichen Boden war ich noch weit entfernt. Ich waberte durch diesen Bereich, den die meisten von uns nicht einordnen können – jenem zwischen unproblematischem Konsum und körperlicher Abhängigkeit. Wer sich hier aufhält, findet die Verleugnung, die sich im Innern abspielt, nahezu eins zu eins in der Gesellschaft wieder. Unser Selbstbetrug fällt uns so leicht, weil unser Umfeld gelernt hat wegzuschauen. Weil wir Abhängigkeit erst erkennen, wenn sie uns ins Gesicht springt. Der vorgeschaltete Graubereich mit all seinen Schattierungen taucht in unseren Köpfen nicht auf. Das gilt auch für den medizinischen Bereich. Es gilt für die Wissenschaft. Es gilt sogar für die Suchthilfe selbst.

Regina

Ich gehöre zu denen, die auch mit einer Flasche Wein intus noch »bella figura« machen. Vor einem halben Jahr habe ich meinem Hausarzt mein Problem offenbart. Er hat mich nach einem Check-up – glücklicherweise habe ich offenbar noch keine erkennbaren Schäden – mit den Worten »Sie sehen gar nicht so aus« nach Hause geschickt. Ohne jegliche Information oder weitere Hilfestellung. Ich habe mich so geschämt und nicht ernst genommen gefühlt.

Claudia

Es ist nicht so, dass ich bis zum Absturz trinke, aber ich weiß, dass ich ein Alkoholproblem habe. Denn auch wenn ich mir vornehme, nichts zu trinken, trinke ich trotzdem. Ich habe bei meinem Hausarzt die Hosen runtergelassen. Hab ihm ganz ehrlich gesagt: eher sechs von sieben Tagen und dann zwei bis vier Bier. Und er meinte: »Ja, das ist schon einiges.« Dann hat er die Leberwerte gecheckt, die waren in Ordnung. Woraufhin er sagte, ich solle halt dann etwas weniger trinken, wenn ich mir Sorgen machen würde. WAS FÜR EINE HILFE?? Als wäre es nicht schon schwer genug gewesen, es überhaupt anzusprechen. :(

Kurz fürs Protokoll: Ich weiß, dass zahlreiche Hausärztinnen und Hausärzte anders reagiert hätten. Ich weiß aber leider auch, dass solche Geschichten wie die von Claudia und Regina keine Ausnahme sind. Sie erreichen mich regelmäßig. Wie kann es sein, dass sogar Fachleute übersehen, was da passiert? Ich habe bei zwei Hausärzten nachgefragt, die mein 30-Tage-Programm absolviert haben, weil sie selbst ein Alkoholproblem hatten:

Oliver

Es gibt auch bei uns ein mangelndes Problembewusstsein. Ich glaube, dass die meisten Hausärzte die Latte für ein Alkoholproblem höher hängen, einfach dem Gefühl nach. Insbesondere wenn sie es selbst nicht kennen, dass man auch mit drei Bier schon eine Sucht haben kann. Das ist wie mit Nichtrauchern, die vielleicht mal an einer Zigarette ziehen, aber einfach nicht nachvollziehen können, wie viel Macht der Stoff über einen haben kann. Man hat zwar im Studium und in Fortbildungen mit Sucht zu tun, aber wirklich nachvollziehen, was Sucht bedeutet, wie sie einen gefangen nimmt, das fällt vermutlich nicht jedem leicht. Und hier sehe ich die Problematik, dass viele Kollegen das ohne körperlich »messbare« Folgen nicht erkennen. Oder nicht erkennen wollen, weil Zeitnot natürlich auch immer ein Thema ist, vor allem in sehr großen Praxen mit hohen Patientenzahlen pro Quartal.

Markus

Und man darf auch einfach nicht vergessen, dass viele von uns selbst ein Alkoholproblem haben. Wir als Ärzte sind ja auch Teil dieser Gesellschaft. Auch unter uns gibt es solche, die regelmäßig Alkohol konsumieren und die sich ihren Konsum schönreden, solange die Werte in Ordnung sind – und im Sinne der Übertragung reden wir dann auch den Konsum der Patienten schön. Außerdem ist eine gute Beratung bzgl. Alkohol in einer Hausarztpraxis gar nicht so einfach. Bevor ich zu dir kam, fehlten mir persönlich unter den mir bekannten Therapieoptionen z. B. welche, die für mich passten. Und so ging mir das auch bei manchen meiner Patienten.

Dabei ist die deutsche Suchthilfe im Vergleich zu anderen Ländern gut ausgestattet. Allein in meiner Wahlheimat Rosenheim, einer oberbayerischen Kleinstadt mit rund 60.000 Einwohnern, gibt es zwei Beratungsstellen. Mit einer kurzen Google-Suche lassen sich in Deutschland rund 40 Kliniken finden, die Alkoholabhängigkeit behandeln. Hinzu kommen Selbsthilfegruppen und ambulante Therapiemöglichkeiten. Es gibt nur ein Problem. »Im Suchthilfesystem schlagen maximal 15 Prozent der Betroffenen auf«, sagt der Therapeut Ludwig Binder von der Rosenheimer Suchtberatungsstelle Neon. Er erklärt sich das so: »Das Suchthilfesystem wird mit Bahnhofsmission gleichgesetzt. Und die Mehrzahl der Betroffenen kommt nicht zu uns, weil sie sich nicht bei uns sieht. Und selbst die Praktiker, selbst die sogenannten Profis, haben diese Dynamik nicht auf dem Schirm. Das kommt auch dadurch, dass wir sowohl in der Wissenschaft als auch in der Versorgung recht klinisch geprägt sind.«

Heißt: Auch Ärztinnen und Therapeuten haben beim Stichwort »Alkoholabhängigkeit« einen chronisch kranken Menschen vor Augen, der am Ende der Suchtentwicklung steht. »Und dann gehen auch die negativen Zuschreibungen los«, sagt Binder. »Weil: Das sind oft Menschen, die nicht besonders gepflegt sind, die unzuverlässig sind etc. Und auf einmal gilt dieses Bild der letzten paar Prozent für alle mit Sucht.«

In dieser Entwicklung spielt auch die Wissenschaft eine entscheidende Rolle. Denn die Alkoholismusforschung stützt sich in der Regel auf jenen kleinen Teil von Betroffenen, der in der Klinik landet. Was einleuchtet, weil die Forscherinnen und Forscher diese Gruppe erreichen und ansprechen können. Den Graubereich hingegen bekommen sie nicht zu greifen, weil der in ihrem Arbeitsbereich nicht aufschlägt. Auch deshalb prägen Extremfälle unser aller Bild davon, wann ein Alkoholproblem beginnt. Auch deshalb verbinden wir mit Alkoholismus in erster Linie Befunde wie zitternde Hände, mangelnde Körper- und Mundhygiene, Bauchwasser, Impotenz, Magenblutung mit Bluterbrechen, Hautveränderungen im Gesicht, die aussehen wie kleine Spinnen aus roten Adern, taube, kribbelnde oder schmerzende Beine, Blutungen in bestimmten Hirnarealen, die zu schweren Verwirrtheitszuständen, Halluzinationen, Psychosen und Augenmuskellähmungen führen können und so weiter. Kurz: so ziemlich alles, was man sich an schlimmsten Verfallszuständen vorstellen kann. Und eigentlich sollte das ja hinhorchen und aufschrecken lassen. Tut es aber nicht. Und genau hier beißt sich die Katze in den Schwanz. Denn mit meiner Realität hatten diese Befunde wenig zu tun. Mit der Realität der meisten meiner Programmteilnehmer ebenfalls nicht. Außer natürlich in dem Sinne, dass wir uns das alle durchgelesen haben und dachten: *Also wenn so Alkoholabhängigkeit aussieht, dann bin ich wohl nicht davon betroffen.*

Diese Fixierung auf jene, deren Suchtentwicklung sich im Endstadium befindet, hat fatale Konsequenzen: Der Glaube daran, dass jemand erst am Boden liegen muss, bevor er den Ausstieg schaffen kann, wird zur sich selbst erfüllenden Prophezeiung – und zur institutionellen Realität. Das ist eine ganz einfache Rechnung. Wenn nur die letzten paar Prozent betroffen zu sein scheinen, scheinen auch nur die Hilfe zu brauchen.

Luana

Das »Partygirl« und ich verschmolzen zu einer Person. Dabei verlor ich so gut wie alle anderen Interessen in meinem Leben. Meine Zustände schwankten zwischen betrunken und verkatert. Dazwischen gab es eigentlich nichts. Irgendwann war ich körperlich und seelisch so ausgebrannt, dass mir so gut wie alles in meinem alltäglichen, »realen« Leben unheimlich schwerfiel. Sei es, Besorgungen zu machen, mich um meine bürokratischen Dinge zu kümmern, die Familie zu besuchen usw. Alles war schwer, ich war einfach so erschöpft und konnte es mir nicht erklären. Erst nach Jahren, langsam, sehr langsam keimte ein Samen in mir. Ich konnte so nicht weitermachen. Ich hatte nichts mehr unter Kontrolle, und ich war einfach todunglücklich. Ich beschäftigte mich also (wenn die Katerzustände besonders schlimm waren) mit dem Thema Alkoholismus. Machte die bekannten Online-Tests, besorgte mir Literatur zu dem Thema und ging sogar in eine Suchtklinik. Dort konnte man mich allerdings nicht aufnehmen, da ich »zu stabil« war. Ich war also noch nicht genug am Ende, um dort Hilfe zu bekommen. Ich war eben kein klassischer Obdachloser, keine zahnlose Frau, die für Alkohol und Drogen auf den Strich ging. Aber was tun so Menschen wie ich, die ein Problem haben und sich selbst nicht helfen können?!

Die Hürden für einen Klinikaufenthalt sind hoch. Wobei Klinik nicht gleich Klinik ist. Hinter diesem Begriff verbirgt sich in diesem Zusammenhang zweierlei: Entgiftung und Entwöhnung. Luana stand vor einem Krankenhaus, in dem sie theoretisch unter ärztlicher Aufsicht einen körperlichen Alkoholentzug hätte machen können. Bei körperlich Alkoholabhängigen ist das die Grundvoraussetzung, um weitere psychotherapeutische Schritte einleiten zu können. Luana war aber nicht körperlich abhängig. Und als sie vor der Klinik stand, hatte sie keinen Alkohol im Blut. Diese Klinik konnte ihr also gar nicht weiterhelfen.

Was Luana suchte, war eine stationäre Psychotherapie – umgangssprachlich auch »Reha« genannt. Um die zu erhalten, hätte sie aber erstmal eine Diagnose gebraucht. Dazu hätte sie sich zunächst an eine Ärztin oder an einen Psychologen wenden müssen. Oder an eine Suchtberatungsstelle. Dort wäre eine Suchtberaterin ihre Lebensgeschichte mit ihr durchgegangen: Wann haben Sie angefangen zu trinken? Wie kam es dazu? Wie haben Sie über die Jahre hinweg konsumiert? Nur Alkohol oder noch andere Drogen? Wie haben Sie sich dadurch verändert? Wie war Ihre Kindheit? Wie das Verhältnis zu Ihren Eltern? Zu anderen Kindern? Zu Freunden? Wann sind Sie wo zur Schule gegangen? Wann haben Sie wo gearbeitet? Waren oder sind Sie arbeitslos? Waren Sie im Gefängnis? Und so weiter. Luanas Antworten wären in einem sogenannten Sozialbericht gelandet. Dieser Bericht wäre an die Deutsche Rentenversicherung gegangen. Und dort hätte ein Sachbearbeiter darüber entschieden, ob es sich lohnt, Luana einen stationären Aufenthalt zu bezahlen. Das Gleiche gilt für ambulante Psychotherapie. Oder anders gesagt: Luana hätte erstmal belegen müssen, dass sie Hilfe braucht. Bis jemand das alles auf sich nimmt, ist der Leidensdruck meist schon sehr hoch, sprich: die Sucht recht weit fortgeschritten. Wo wir wieder beim Kernproblem wären.

Besonders traurig macht mich, dass dieser Irrglaube, man müsse erst am Boden liegen, sogar in den Köpfen von ehemals Betroffenen herumspukt. Diese Erfahrung hat zum Beispiel mein Programmteilnehmer Peter gemacht.

Peter

Ich arbeite im Vertrieb, reise für meinen Beruf um die Welt und habe alle zehn bis vierzehn Tage drei Flaschen Wein getrunken, mit entsprechenden Konsequenzen. Mal hatte ich ungeschützten Sex mit fremden Männern, mal bin ich betrunken Auto gefahren, mal habe ich mir in die Hose gemacht, das volle Programm. Aber Klinik war für mich keine Option. Meine Therapie half mir mit meinem Alkoholproblem auch nicht, also versuchte ich es mit einer Selbsthilfegruppe. Da sagte der Gruppenleiter dann nach ein paar Sitzungen zu mir: »Manchmal frage ich mich, was du hier machst, Peter. Dann trink halt mal alle zwei Wochen deine drei Flaschen Wein. Schau uns doch mal an.«

Das ist ein krasses Beispiel, und auch hier gilt: Es gibt zahlreiche ehemalige Trinker, die anders reagiert hätten. Aber Peter ist kein Einzelfall. Auch ich habe solche Reaktionen schon bekommen. Zum Beispiel nachdem ich in der Talkshow »3nach9« über meine Sucht gesprochen habe. Danach erreichte mich eine Mail mit folgenden Worten:

> *Ich habe fast dreißig Jahre Alkoholkonsum hinter mir. Es fing mit Wein an und endete mit ein bis zwei Flaschen Mariacron! Ich musste erst ein schlimmes Mobbing erleben, eine Depressionserkrankung, die mich in eine Klinik brachte. Dort erkannte man meine Sucht. Es gibt viele abstinente Alkoholiker, die einen viel härteren Weg hatten als Sie. Ich bin JEDEN Morgen wachgeworden und wusste nicht, was ich am Abend gemacht hatte. Viele Alkoholiker, die abstinent sind, werden bestimmt über Ihre schöne Story lächeln. Sie werden so keinem helfen. In meinen Augen waren Sie keine echte Alkoholikerin!*

Als ich das auf meinem Handy sah, kam mir eine Passage in den Sinn, die ich mal im *The Atlantic* gelesen hatte und die auf den Punkt bringt, wie absurd solche Aussagen sind. In dem Artikel heißt es sinngemäß, diese Denkweise sei vergleichbar damit, einem Diabetiker erst dann Insulin zu verschreiben, nachdem er in ein diabetisches Koma gefallen ist. Oder als würde man Depressionen erst behandeln, wenn der oder die Betroffene schon einen Selbstmordversuch hinter sich hat. Als würde man einem stark Übergewichtigen sagen: »Mach keinen Sport, iss weiter Fastfood, wir führen dann eine Bypassoperation durch, wenn du einen Herzinfarkt hattest.«

Nein, natürlich müssen wir nicht erst am Boden liegen, bevor wir aufhören können zu trinken. Wir sollten vielmehr alles daransetzen, damit es nicht so weit kommt. Anfangen können wir damit, unsere Definition von »funktionieren« zu überdenken. Parallel dazu sollten wir Aufklärungsarbeit leisten, wo es nur geht – und zwar nicht nur über die Gefahren von Alkohol, sondern auch darüber, was es heißt, sich in diesem Graubereich zu bewegen. Die Wissenschaft sollte diesen Bereich ebenso ins Auge fassen wie die Versorgung. Wir brauchen sowohl die Forschung als auch zusätzliche, niederschwellige Hilfsangebote. Und wir als Gesellschaft brauchen eine andere Haltung: Menschen, die ein Problem artikulieren, müssen ernst genommen werden. Wir müssen da sein und unsere Hände reichen, sobald es kritisch wird. Damit es *sofort* besser werden kann, sobald Betroffene erkennen, dass da etwas nicht stimmt mit ihrem Konsum.

5

Ich will nicht zu den Anonymen Alkoholikern

Eine eigene Sprache finden

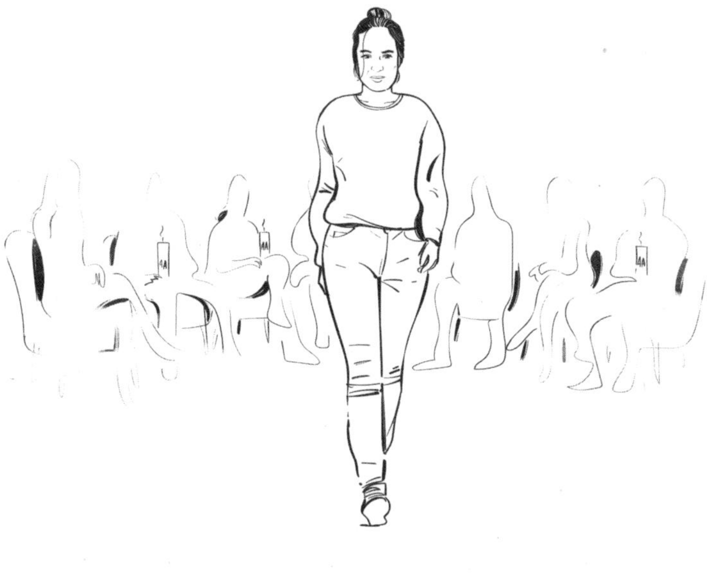

An meinem 30. Geburtstag wache ich im Bett meines Nachbarn auf. Ich kenne ihn vom Rauchen im Innenhof. Er ist Jahrzehnte älter als ich. Jetzt steht er frisch geduscht und angezogen in seinem Schlafzimmer und schaut auf mich runter. Oh Gott.

»Haben wir?«, frage ich.

Er zieht die Augenbrauen hoch und sagt: »Nein danke. Du lagst besoffen im Hausflur und konntest nicht mehr aufstehen. Das fand ich jetzt nicht so sexy.«

Ich schäme mich und gehe. In meiner Wohnung trinke ich einige Liter Wasser. Danach bestelle ich etwas beim Asiaten. Suppe, Reis, Nudeln, Fleisch, Hauptsache, viel, würzig und fettig. Es dauert ungefähr eine halbe Stunde, bis das Essen kommt. Ich gehe vor die Tür und rauche ein paar rote Marlboros. Ich muss husten. Bei der dritten Zigarette schmerzen meine Zähne. Wie immer, wenn ich schnell und viel rauche. Mein Magen tut auch schon wieder weh. Immer dieses Ziehen. Das kommt durch den Wein, mittlerweile weiß ich das.

Als das Essen da ist, trage ich es in mein Zimmer, lege mich aufs Bett, und es kracht. Der Lattenrost ist so ausgeleiert, dass die mittleren Latten bei etwas schwungvolleren Bewegungen aus der Halterung rutschen. Betrunken und verkatert passiert mir das immer. Es ist nicht mein Bett, ich lebe nur zur Zwischenmiete in diesem Zimmer. Die Einlegeböden vom Kleiderschrank brechen auch ständig unter meinen Klamotten zusammen. Neben der Tür steht ein Eckschreibtisch, den ich an eine gerade Wand gestellt habe, weil ich nicht checke, dass es ein Eckschreibtisch ist. An der Wand hängt ein einziges Bild, ein gerahmtes Nike-Plakat. Weiße Schrift auf schwarzem Grund: JUST DO IT. Der Raum passt eher zu einem 16-jährigen Teenager als zu einer 30-Jährigen. Es ist mir egal. Ich habe keine Energie mehr für Schönheit.

Ich habe auch keine Energie mehr, um aufzustehen, die Matratze vom Bett zu ziehen und die Latten wieder reinzustecken. Wie eine Sinuskurve liege ich in meiner Kuhle und verschlinge das Essen. Stopfe rein, bis nichts mehr geht. Danach schleppe ich mich ins Bad und erbreche das meiste wieder. Ich habe Angst, immer dicker zu werden – und werde immer dicker. Meine Brüste sind mittlerweile so prall, dass sie spannen und schmerzen. Meine Beine passen kaum noch in meine größten Hosen. Und ich kann mich nicht dazu aufraffen, noch größere zu kaufen. Es tut zu weh. Vor allem weil mir bewusst ist, dass ich nicht so aussehe, weil ich so aussehe. Sondern weil ich mich misshandle.

Nur noch eine Frage der Zeit

Ich klappe den Toilettendeckel runter, wasche meine Hände und spüle mir den Mund aus. Beim Blick in den Spiegel sehe ich als Erstes einen Pickel. Irgendwo habe ich immer einen. Dann betrachte ich meine Augen. Sie sind rot. Sie sind tot. Ich kann nicht mehr erkennen, wer mich da anschaut, aber ich weiß, dass ich diese Frau hasse. Sie hatte alles. Alles. Und jetzt? Mein innerer Monolog beginnt: *Wie ekelhaft kann man eigentlich sein? Und wie tief willst du eigentlich noch sinken? Wieso tust du nichts, du undankbares Stück Dreck? Es ist doch nur noch eine Frage der Zeit, bis es wirklich knallt. Bis du dich ernsthaft verletzt. Bis du an einen Mann gerätst, bei dem es dir nicht mehr egal ist, was er mit dir macht. Bis du einen Arbeitstag verschläfst oder noch betrunken bist, wenn du ihn beginnst. Wieso tust du nichts, du widerliches Stück Scheiße?*

Die Antwort ist immer die gleiche: Weil mir all das immer noch besser erscheint als dieses Wort, das sich anfühlt wie ein lebenslanges Todesurteil: Alkoholikerin. *Nein, so werde ich mich nicht nennen. Nein, nein, nein! Lieber hacke ich mir einen Arm ab. Lieber bleibe ich in diesem Elend. In diesem beschissenen Leben, das immer beschissener wird.*

Also machte ich weiter. Die letzten Monate meiner Sucht über war mir klar, dass ich abhängig bin. Ich konnte es nicht mehr leugnen. Alkohol bestimmte meine Gedanken, er bestimmte den Großteil meines Lebens. So etwas wie an meinem 30. Geburtstag passierte spätestens alle vier Tage, manchmal auch alle drei. Fast nie konnte ich mich daran erinnern, was in der Nacht davor passiert war.

Ich sehnte mich noch immer nach einer Partnerschaft, nach einer Ehe, nach jemandem, mit dem ich eine Familie gründen könnte. Ich wollte das so sehr, und zugleich hatte ich es aufgegeben, ernsthaft daran zu glauben. Mir war klar, dass ich in diesem Zustand nicht in der Lage war, eine Beziehung zu führen. Geschweige denn, schwanger zu sein. Wie sollte ich so viele Monate auf Alkohol verzichten? Ich hielt es ja nicht mal mehr eine Woche ohne ihn aus.

Wenn ich meine leeren Flaschen zum Container brachte, klirrten sie so laut, dass die Menschen in meiner Straße demonstrativ wegschauten. Es war mir zu anstrengend geworden, die Flaschen in der Dunkelheit zu entsorgen. Oder in Etappen. Oder mit Zeitungspapier dazwischen, damit's nicht so laut ist. Alles war anstrengend geworden. Es fiel mir jeden Morgen schwerer, mich in meinen Alltag zu prügeln. Geradezubiegen, was ich betrunken über WhatsApp verschickt oder bei Facebook gepostet hatte. Alle Versionen meiner Lügengeschichten auf dem Schirm zu behalten. Ich bekam mittlerweile Nachrichten, in denen Dinge standen wie: »Hey Nathi, hab dich gestern nicht verstanden, du hast so gelallt.« Dann schaute ich nach und sah Anrufe, an die ich mich nicht erinnern konnte. Eine meiner besten Freundinnen schrieb mir eines Tages, ich hätte sie um vier Uhr morgens angerufen und beschimpft, weil sie nicht mehr zu mir kommen wollte, um etwas zu trinken.

Beschimpft?

Ich las ihre Worte und wollte nur noch weg. Verschwinden. Raus aus dieser Haut, die sich schon so lange nicht mehr anfühlte wie meine.

Ein paar Tage danach weckt mich der nächste Höllenkater. Es ist ein Julimorgen im Jahr 2016. Die Sonne scheint, und mich begrüßt der vertraute Horror. Ich liege in meiner Kuhle, neben mir ein nackter Typ. Ich kenne ihn, aber ich erinnere mich nicht daran, wie er heißt.

Irgendwann habe ich ihm schon mal eine Abfuhr erteilt, weil ich ihn so unattraktiv finde. Mein Kopf pocht. Meine Zunge schabt an meinem Gaumen. Ich schaue nach links. Auf dem Boden liegt mein zerfetztes, verdrecktes Sommerkleid. Es war mal weiß. Jetzt kann ich es nur noch wegwerfen. Um 16 Uhr beginnt meine nächste Schicht. Ein weiterer Tag, den ich irgendwie überstehen muss. Ich schließe die Augen. Mein Ziehen im Magen fühlt sich an, als hätte mir jemand ein Messer in den Bauch gerammt. Und mir ist plötzlich klar: Das kommt nicht nur vom Wein. Das kommt aus den Tiefen meiner Seele. In diesem Schmerz steckt der letzte Rest Intuition, das letzte bisschen Kompass.

Ich kann mir bis heute nicht so richtig erklären, was danach passierte. Warum es ausgerechnet dieser Morgen war. Aber in diesem Moment öffnete ich meine Augen und traf die beste Entscheidung meines Lebens:

Ich höre auf zu trinken. Keine Ahnung, wie das gehen soll, aber ich höre ganz auf zu trinken.

Auf dem Weg zur Arbeit fühlte ich mich wie nie zuvor und nie danach. In mir rangen Panik und Ruhe, Angst und Erleichterung. Ich fürchtete mich vor dem, was mich nun erwartete – und gleichzeitig fühlte ich mich um Tonnen leichter.

Als ich nach Hause kam, war es weit nach Mitternacht. Schlafen konnte ich nicht. Anstatt Essen zu bestellen, bestellte ich Literatur. Dann friemelte ich meine Latten in den Rost, schob mich wie eine Flunder aufs Bett, damit sie nicht wieder einkrachten, und startete meine erste Folge von *The Bubble Hour*. Das war einer der paar US-amerikanischen Podcasts, die es damals zu dem Thema gab. Darin sprechen Frauen über ihre Alkoholsucht. Ich hörte zu und spürte zum ersten Mal etwas, das essenziell sein würde für den Weg, der dann folgte: *Ich bin nicht allein*. Da draußen laufen etliche Frauen rum, die genau den gleichen Mist erlebt haben. Frauen wie ich. Die meine

Gefühle fühlten, meine Gedanken dachten. Frauen, die nun schon seit Jahren ohne Alkohol leben, die es geschafft haben. Ich konnte nicht genug davon bekommen. Jede freie Minute verbrachte ich mit einer Podcast-Folge im Ohr. Oder mit einem Buch vor der Nase. Das erste, das ich zu dem Thema las, war *Nüchtern* von Daniel Schreiber. Mein nächster Augenöffner. Was vor allem daran lag, wie gut Daniel beobachtet und analysiert. Durch seine Sätze bekam ich zum ersten Mal eine Ahnung davon, was es bedeutet, *in Deutschland* alkoholabhängig zu sein. Dass das Umfeld eine Rolle spielt und ich auch suchttechnisch Kind meines Systems bin.

Dann kam das Kapitel, in dem er beschreibt, wie ihm die Anonymen Alkoholiker dabei geholfen haben, nüchtern zu werden. Darin weist Daniel ausdrücklich darauf hin, dass es noch andere Selbsthilfegruppen gibt, die Guttempler und das Blaue Kreuz zum Beispiel. Damals muss ich das überlesen haben. Denn ich weiß noch, wie ich dachte: *Klar, Therapie oder AA, sonst geht's ja nicht*. Ich wusste nicht, wie stark die Anonymen Alkoholiker mein Bild von Sucht und Genesung bereits beeinflusst hatten, ohne dass ich auch nur einen Fuß in ein Meeting gesetzt habe. Ich wusste nur, dass ich bereit war, alles zu tun, um das mit der Abstinenz hinzubekommen.

Kann nicht aufhören zu weinen

Ich bin seit rund zwei Wochen nüchtern, als ich in einem Münchner Untergeschoss den Satz sage, der mir seit Monaten Angst einjagt: »Mein Name ist Nathalie, und ich bin Alkoholikerin.«

Ich sitze mit zwölf Fremden an einem ovalen Holztisch und starre auf die AA-Kerze in der Mitte. Die Zusammenkünfte heißen auch in Deutschland »Meetings«. Und ich habe mir schon das ganze Meeting über zurechtgelegt, was ich nach meinem Geständnis erzähle. Totalabstürze, One-Night-Stands mit zwielichtigen Typen, Hämatome an den Beinen, Selbsthass im Bauch. In meinem Kopf war alles parat, aber ich habe die Wucht unterschätzt, die dieser Satz hat. Als ich ihn ausspreche, bricht es aus mir heraus. Ich fange an zu weinen und kann nicht aufhören. Minutenlang. Sobald ich erzählen will, was ich erzählen wollte, versagt meine Stimme. Ich schluchze so laut, dass ich mich erschrecke, versuche mich zu beruhigen, aber es geht nicht. Meine Sätze ersticken: »Ich habe mit so vielen Männern … wenn ich einmal anfange, kann ich nicht … ich schäme mich so, es macht mich…«

Es ist, als hätte sich eine Tür in mir geöffnet zu einem verschimmelten Raum, der schon viel zu lange nicht gelüftet wurde. Die ganze Verzweiflung der vergangenen Jahre – ich schreie und weine sie in diese Gruppe wildfremder Menschen, die mir mit Seelenruhe Taschentücher reichen. Mir schießt ein Gedanke durch den Kopf, über den ich heute ein bisschen lachen muss: *Schockt das hier niemanden?* Nein. Jeder in diesem Raum weiß, wovon ich spreche. Die einzelnen Geschichten mögen sich unterscheiden, die zugrunde liegenden Gefühle und Mechanismen sind jedoch die gleichen. Deshalb sagt mir hier jeder Blick: *Ich verstehe dich.*

Obwohl ich nie wiederkam, bin ich diesem Meeting und den Menschen, die an diesem Abend dabei waren, sehr dankbar. Das hat mehrere Gründe:

1. *Dieser Abend offenbarte die Dimension meines Leids*
   Diesen Satz einmal auszusprechen und die heftige Reaktion zu beobachten, die er in mir hervorrief, war rückblickend betrachtet ein Meilenstein für mich. Es war der Beweis dafür, dass es nichts mehr zu verharmlosen gab. Dieser Moment schloss eine riesengroße Hintertür. Von nun an gab es kein Zurück zu Selbsttäuschung und Verharmlosung. Der Alkohol hatte an diesem Abend endgültig seine Unschuld verloren.

2. *Ich schöpfte Hoffnung*

   Nach dem Meeting schenkte mir eine ältere Frau ein paar Sätze, von denen ich noch lange zehrte. Sie kam zu mir, legte eine Hand auf meinen Oberarm und sagte: »Ich habe in den ersten Wochen auch nur geweint. Aber du wirst sehen, die Tränen trocknen. Und irgendwann lernst du einen Mann kennen und bekommst Kinder.« Ich hielt das in dem Moment zwar noch für völlig unrealistisch, aber ich glaubte zum ersten Mal seit Langem wieder daran, dass das für mich möglich sein könnte – und fing wieder an zu weinen.

3. *Mir wurde klar, dass ich einen neuen Weg finden muss*

   Manchmal finden wir erst heraus, was wir wollen, indem wir Dinge kennenlernen, die wir nicht wollen. Als ich mit verquollenen Augen nach Hause lief, fühlte ich, dass ich dort nicht hingehöre. Das lag nicht an den Menschen. Es lag an diesem Habitus, an der Sprache. Bei Wörtern wie »trocken« und »nass« verkrampfte sich mein Magen. Vor allem aber widerstrebte mir, dass sich Menschen, die seit Jahrzehnten nüchtern leben, als »Alkoholiker« bezeichnen. Dass sie diesen Satz wieder und wieder und wieder wiederholen. Als wäre der Alkohol noch immer der Faktor, der über ihre Identität entscheidet.

   Wenn ich in meinem Studium eines gelernt habe, dann das: Sprache formt unsere Realität. Sie formt, wie wir Dinge erleben. Und so real dieser Satz auch war, als ich ihn aussprach – mein Inneres wehrte sich dagegen, mir von ihm auch meine Zukunft definieren zu lassen.

In den nächsten Tagen kämpfte mein Kopf gegen meinen Bauch. *Ist doch klar, dass sie sich ein Leben lang so bezeichnen. Damit verhindern sie zu vergessen, wo sie mal waren*, sagte mein Kopf. *Scheißegal*, sagte mein Bauch. *Du machst das nicht.* Natürlich lag mein Bauch richtig, aber er hatte zu dieser Zeit nicht viel zu melden. Damals brauchte ich jemanden, der mir die Berechtigung dazu erteilt, auf ihn zu hören. Dieser Jemand hieß in meinem Fall Holly Whitaker.

Holly ist eine der großartigen Frauen, die in den USA dafür sorgen, dass sich der Blick auf Sucht und Genesung erweitert. Nüchtern ist sie seit 2013. Ganz am Anfang ihrer Abstinenz besuchte sie ein paar Meetings der Anonymen Alkoholiker, fühlte sich dort allerdings nicht nur fehl am Platz, sondern regelrecht entmutigt. Aus dieser Erfahrung heraus entstanden Texte, mit denen sie sich nach und nach zu einer der schärfsten AA-Kritikerinnen des Landes emporschrieb. Einer der ersten davon heißt »Hi, my name is Holly. And I'm NOT an alcoholic*. (*Because there is no such thing.)«

Er erschien auf ihrem Blog *Hip Sobriety* und es war der erste Text, den ich von ihr las. Holly erörtert darin, warum sie sich nicht mehr als Alkoholikerin bezeichnet. Ein Grund ist zum Beispiel, dass dieses Wort eine derartige Angst auslöst, dass es einen blockiert. Angst, *zu denen* zu zählen, sobald wir uns so nennen. Zu den Verlierern, die es nicht hinbekommen, mit Alkohol umzugehen. Genauso wie es bei mir war. In einer anderen Passage bringt sie auf den Punkt, dass Alkohol die einzige Droge ist, bei der du als krank giltst, sobald du aufhörst, sie zu nehmen. So nach dem Motto, solange ich mit meinen Freunden drei oder vier Gläser Wein und danach noch ein Bier trinke, habe ich kein Problem. Solange ich mir bis 4 Uhr morgens Shots reinpfeife und um 9 Uhr morgens ins Büro gehe, habe ich kein Problem. Aber sobald ich damit aufhöre, bin ich Alkoholikerin? Das ist doch absurd. Menschen, die aufhören, Koks zu ziehen, sind Menschen, die aufgehört haben, Koks zu ziehen, keine Kokaholiker. Menschen die aufgehört haben zu kiffen, sind keine Kiffer, sondern Menschen, die aufgehört haben zu kiffen.

Ich saß vor meinem Rechner, und mein Kopf schien zu explodieren. Ich darf es anders sehen! Ich muss nicht in dieses Korsett. Ich muss nicht in diese Meetings. Ich darf meinen eigenen Weg gehen, meine eigene Sprache finden. Das veränderte alles. Plötzlich erschien mir das mit der Abstinenz so machbar. Hollys Botschaft fühlte sich nicht an wie das geringere Übel, sondern wie eine Umarmung. Dafür werde ich ihr immer unendlich dankbar sein.

Dennoch sehe ich heute manches anders als sie. Vor allem in Hinblick auf die Anonymen Alkoholiker. Um zu verstehen, worin meine Sichtweise sich von Hollys unterscheidet, ist es allerdings notwendig, die Entstehungsgeschichte der AA zu kennen.

Sich Gott hingeben und anderen davon berichten

Als die Anonymen Alkoholiker 1935 gegründet wurden, hatten Alkoholabhängige Jahrzehnte an barbarischer Behandlung, Isolation, Verachtung und Gefängnis hinter sich. Im 19. Jahrhundert entstanden in den USA die ersten privaten Kliniken, die mit unterschiedlichen Methoden versuchten, Alkoholismus zu heilen. Manche verabreichten ihren Patienten eine Spritze, von der heute niemand mehr so genau weiß, was sie enthielt. Andere unterbanden für ein Jahr jeglichen Kontakt nach außen und behandelten sie mit kalten Duschen. Wieder andere nahmen eine sogenannte präfrontale Lobotomie vor – also eine Operation, bei der Nerven durchtrennt werden, die von den Frontallappen zum Zentrum des Hirns führen. Nichts davon hatte nennenswerten Erfolg. Es bürgerte sich die Sichtweise ein, dass es sich bei Alkoholabhängigkeit um ein moralisches Versagen handelt.

Dann kam die Prohibition. Die USA verboten die Herstellung, den Transport und den Verkauf von Alkohol und schoben das Problem von einem Tag auf den nächsten in die Illegalität. Auch das war bekanntlich keine Lösung. Die organisierte Kriminalität florierte, Betroffene tranken weiter, nur jetzt eben heimlich und in erster Linie schwarzgebrannten Schnaps. Zwei davon waren der Börsenmakler

William Wilson und der Chirurg Dr. Robert Smith, die Gründer der Anonymen Alkoholiker – die dort schlicht Bill und Dr. Bob heißen. Ich werde sie der Einfachheit halber auch so nennen.

Bill und Dr. Bob treffen sich 1935 zum ersten Mal, gerade einmal anderthalb Jahre nach Ende der Prohibition. Zu diesem Zeitpunkt ist Bill bereits seit sechs Monaten nüchtern. Eine Sensation für ihn und sein Umfeld, denn er hat unzählige Versuche hinter sich, vom Alkohol loszukommen. Bill galt als hoffnungsloser Fall. Der Anstoß, der bei ihm schlussendlich zum Durchbruch geführt hat, kam von einem seiner ehemaligen Trinkkameraden. Der war mit Hilfe der evangelikalen Oxford-Gruppe nüchtern geworden. Eine missionarische, theologisch konservativ ausgerichtete Bewegung, die an Sünde, Beichte und Erlösung glaubte. Und daran, dass auch der Weg aus der Alkoholsucht darin besteht, sich Gott hinzugeben und anderen davon zu berichten. In dem Fall anderen Trinkern.

Bill war eigentlich alles andere als gläubig, aber die Worte seines Kameraden erreichten ihn. Bei seinem letzten Entzug in einem Krankenhaus in Manhattan hatte er schließlich eine göttliche Erleuchtung, die er später in folgende Worte fasste:

> *Plötzlich wurde der Raum durch grelles weißes Licht erhellt. Ich wurde von einer Ekstase ergriffen, die man nicht mit Worten beschreiben kann. Vor meinem geistigen Auge schien es mir, als sei ich auf einem Berg, und dort würde kein Luftzug, sondern ein Wind des Geistes wehen. Und dann erfasste mich ein unendliches Gefühl der Freiheit. Langsam wich die Ekstase. Ich lag zwar auf dem Bett, aber jetzt befand ich mich für eine gewisse Zeit in einer anderen Welt, in einer neuen Welt des Bewusstseins. Um mich herum und durch mich durch ging ein wunderbares Gefühl von Geist, und ich dachte bei mir: »Also das ist der Gott der Propheten!«*

Nach diesem spirituellen Erlebnis war Bill überzeugt vom Konzept der Oxford-Gruppe. Er hörte auf zu trinken, vertraute auf Gott und besuchte an schwierigen Tagen andere Alkoholsüchtige, um mit ihnen zu sprechen und dadurch seinen Suchtdruck zu lindern.

Als er 1935 auf Dr. Bob trifft, hatte Bill diese Methode also schon einige Monate lang erfolgreich angewandt. Die beiden begegnen sich in Akron, Ohio. Bill ist geschäftlich hier, aber die Geschäfte laufen nicht gut. Es ist wieder einer dieser schwierigen Tage. Und Bill weiß: Um nicht zum Glas zu greifen, braucht er den Kontakt zu einem anderen Alkoholiker. Muss helfen, um sich selbst zu helfen. Da er in Akron niemanden kennt, fragt er einen Pfarrer der Oxford-Gruppe, zu wem er gehen könnte. Und dieser Pfarrer organisiert ein Treffen mit Dr. Bob.

Dr. Bob ist Chirurg. Einer, dem die Hände zittern. Und im Gegensatz zu Bill steckt er noch mitten drin in seiner Alkoholsucht. Auch er hat etliche Entzüge hinter sich, auch er gilt als hoffnungsloser Fall. Während der Prohibition hat Dr. Bob sogar Rezepte gefälscht, um an Whiskey zu kommen, den Ärzte damals aus medizinischen Gründen verschreiben konnten.

Als Bill ihn aufsucht, ist Dr. Bob hart verkatert. Doch dann passiert etwas, das sein Leben für immer verändert. Bill fängt an zu erzählen. Allerdings nicht nur von Gott und Bekehrung, sondern vor allem von sich. Von dem Terror des Entzugs, der Intensität von Cravings, dem Selbsthass nach Rückfällen. Danach bedankt er sich fürs Zuhören. Dr. Bob fühlt sich zum ersten Mal verstanden und fängt im Gegenzug an, von sich zu erzählen. Eigentlich sollte das Treffen nur eine Viertelstunde dauern. Schlussendlich reden die beiden über sechs Stunden miteinander. Es ist das erste Meeting der Anonymen Alkoholiker.

Danach suchten die beiden weitere Trinker auf, bildeten die ersten Gruppen in New York und Akron und legten damit das Fundament einer Selbsthilfeorganisation, die mittlerweile den Globus umspannt und unser Verständnis von Alkoholismus und Abstinenz dermaßen stark geprägt hat, dass es mich immer wieder umhaut. Zum aktuellen Zeitpunkt kenne ich keine Spielfilme und keine Serien zu dem Thema, in denen Betroffene einen anderen Weg aus der Alkoholsucht gehen. In den meisten Köpfen tauchen beim Begriff »Abstinenz« automatisch Stuhlkreise, Beichten und Muffins auf. Und auch in Gesetzgebung, Gesundheitspolitik und Medizin haben Bill Wilson und Dr. Bob Fakten geschaffen. In den USA schicken Gerichte Straffällige mit Alkoholproblem zum Beispiel nach wie vor zu den AA. Und dort orientieren sich auch noch immer etliche Kliniken am spirituellen Zwölf-Schritte-Programm, das Bill und Dr. Bob im April 1939 veröffentlichten.

Ego-Mord und Wiedergeburt

Die zwölf Schritte stehen im Zentrum des Grundlagenbuchs *Anonyme Alkoholiker*, das in AA-Kreisen einfach »Blaues Buch« heißt und für manche den Stellenwert einer Bibel einnimmt. Zum Teil mutet es auch ähnlich an. Dass Bill und Dr. Bob zur Zeit der Gründung der Anonymen Alkoholiker der Oxfordgruppe angehörten, lässt sich heute noch herauslesen. Zentrale Elemente des AA-Programms gehen direkt auf Glaubenssätze und Methoden dieser religiösen Bewegung zurück – allen voran der Moment der Kapitulation, das Eingeständnis der eigenen Schwäche und die Bereitschaft, sein Leben und seinen Willen in Gottes Hand zu legen. Aber auch die Suche und Auflistung von Charakterfehlern, die Wiedergutmachung des Schadens, den man angerichtet hat, und die Arbeit mit anderen, die in erster Linie in Gruppentreffen stattfindet.

Bill – der bei der Erstellung des Programms federführend war – wendete sich allerdings bereits 1937 von der Oxfordgruppe ab, weil es zwischen »seinen« New Yorker Trinkern und den anderen Anhängern der Oxfordgruppe immer wieder zu Spannungen kam. Das lag in erster Linie daran, dass Bills Leute die Richtlinien der evangelikalen Bewegung als zu autoritär empfanden. Diese sahen nämlich zum Beispiel auch vor, dass sich Mitglieder öffentlich zu ihrer Bekehrung bekennen und die Botschaft so prominent wie möglich weitertragen. Bills Trinker wollten das nicht. Sie fürchteten das Stigma des Alkoholikers und blieben daher lieber anonym, als zu missionieren. Mal ganz davon abgesehen, dass einige von ihnen mit »Gott« auch nicht sonderlich viel anfangen konnten.

Bill schlussfolgerte, dass er die zwölf Schritte so offen wie möglich formulieren musste, um Menschen jenseits der Oxford-Gruppe nicht von vornherein zu verschrecken. Das Programm sollte zugänglicher werden, ohne den – für ihn zentralen – spirituellen Kern zu verfälschen. Deshalb machte er aus Gott eine »Macht größer als wir selbst« beziehungsweise »Gott, wie wir ihn verstehen«. Deshalb mussten Betroffene beim Kapitulieren nicht mehr auf die Knie gehen. Und überhaupt *mussten* sie nichts mehr. Aus Geboten wurden Empfehlungen. Die Grundkonzeption aber blieb: Alkoholiker sind von Natur aus fehlerhaft. Sie können Erlösung erfahren, indem sie sich das eingestehen und mithilfe einer höheren Macht an Besserung arbeiten. Die Basis dieser Arbeit bilden Gruppentreffen.

Der erste Teil des Blauen Buches liefert eine Art Gebrauchsanleitung für die zwölf Schritte. Er ist allerdings so vage formuliert, dass es mittlerweile unzählige Bücher und Blogartikel gibt, die ihn interpretieren. Und je nach Lesart stehen andere Aspekte des Programms im Vordergrund. Ich nenne mal ein paar Beispiele, um das zu verdeutlichen: Ein ehemaliger Chefarzt der psychosomatischen Klinik in Bad Grönenbach fasste die zwölf Schritte einmal mit »Ego-Mord« und »Wiedergeburt« zusammen. Andere sprechen von »Ego-Deflation« und »spirituellem Erwachen«. Bei meiner Begegnung mit den AA damals in München lag die Betonung meiner Erinnerung zufolge eher auf »Kapitulation« und »Gemeinschaft«. Der britische Komiker

Russell Brand sagt, das Lohnendste am Programm sei gewesen, zu erkennen, dass er nicht das Zentrum des Universums ist und dass der Sinn seines Lebens nicht darin liegt, seine Triebe zu befriedigen. Ein ehemaliger *Spiegel*-Redakteur zitiert unter dem Pseudonym Horst Zocker eine AA-Freundin, die das Programm auf folgende Formel runterkocht: »Sei ehrlich, ändere dich, hilf anderen.«

Die Anonymen Alkoholiker – ein patriarchalisches System?

Das also ist der Kontext, in dem Holly Whitakers Kritik an den Anonymen Alkoholikern zu verstehen ist. Wobei sich die Art ihrer Kritik mit den Jahren verändert hat. Es ist eine feministische geworden. Am 28. Dezember 2019 druckte die *New York Times* einen Kommentar ab, in dem Holly erläutert, welche Folgen es ihrer Meinung nach hat, dass die Gründerväter der AA zwei weiße, privilegierte Männer waren, die ihren christlichen Glauben dermaßen klassisch auslegten und die Ursache ihres Alkoholismus in übertriebenem Egoismus und fehlender Demut sahen. Dieser patriarchalische Geist sei verwoben mit dem Fundament der AA und beeinflusse die Arbeitsweise der Organisation bis heute. Was dazu führe, dass die AA ungeeignet seien, um Frauen und Mitgliedern von unterdrückten Minderheiten aus der Alkoholsucht zu helfen.

Der *NYT*-Kommentar ist eine Kurzform eines Kapitels ihres Buches *Quit Like a Woman*. Dort zieht sie für ihre Argumentation die Dissertation des Historikers Ernest Kurtz heran, der in Harvard zur Geschichte der Anonymen Alkoholiker promovierte. Kurtz erhielt dafür uneingeschränkten Zugang zum Archiv der AA-Zentrale in New York. Seine Arbeit trägt den Namen »Not-God« und beginnt mit einem Zitat aus dem Blauen Buch, in dem es heißt: »First of all we had to quit playing God.« In der deutschen Übersetzung lautet es:

»Zuallererst mussten wir aufhören, den lieben Gott zu spielen.« Denn das, so Kurtz, sei die erste und wichtigste Botschaft, die die Anonymen Alkoholiker Betroffenen vermitteln.

Vor diesem Hintergrund gelangt Holly zum Angelpunkt ihrer Kritik: Wenn ein überdimensioniertes Ego und fehlende Demut Ursache von Alkoholismus wären, dann hätten Frauen kein Alkoholproblem. In ihren Worten klingt das so: »If being reminded of how much we are not God, how little control and power we have, or claiming our fallibility and insignificance and humility was the antidote to a drinking problem, women wouldn't have drinking problems.«

Keiner Frau dieser Erde müsse man erklären, dass sie nicht Gott sei – darauf käme ohnehin keine. Frauen würden ihre Schwachstellen in- und auswendig kennen und ihr Ego passe ganz gut durch jede Tür. »You aren't coming in too big and too proud, you're coming in cratered, and you don't need to be broken the fuck down because you're already broken the fuck down. In other words, the Twelve Steps aren't some radical new way of being; they are your daily lot.«

Was für privilegierte weiße Männer Medizin sei, bedeute für Frauen »just more of the same shit« – also schlichtweg mehr vom selben Scheiß.

Hollys Sichtweise ruft kontroverse Reaktionen hervor. Den einen spricht sie aus der Seele, andere hinterlässt sie verletzt. Viele Menschen, die durch die AA nüchtern geworden sind, fühlen sich durch ihre Worte angegriffen oder missverstanden. Manche sind wütend.

Kurz nach Hollys Kommentar erschien in der konservativen Boulevardzeitung *New York Post* ein Kommentar von Christopher Dale. Sein Stück heißt »An insane ›feminist‹ attack on Alcoholics Anonymous«. Er beginnt es mit einer generellen Kritik an der linksliberalen *New York Times* und verurteilt Hollys Kommentar als »just the latest attempt to find bigotry and misogyny anywhere«, also als den nächsten Versuch, überall Bigotterie und Frauenfeindlichkeit zu wittern. Dale sei von den »gefährlichen« Standpunkten des Stücks alarmiert gewesen. Immerhin handle es sich bei Alkoholismus um eine tödliche Krankheit »and it is no exaggeration that this article could lead to avoidable fatalities«. Sinngemäß übersetzt: Dadurch, dass Holly die Anonymen Alkoholiker kritisiert, nimmt sie in Kauf, junge Frauen in den Tod zu schicken. Weil ihre Kritik diese jungen Frauen davon abhalten könnte, »the world's most prolific recovery program« zu besuchen.

Dass es sich um das profilierteste Genesungsprogramm der Welt handelt, ist in AA-Kreisen nahezu unumstritten. An dieser Sichtweise gibt es allerdings auch Zweifel. Zum Beispiel vom Psychiater Lance Dodes, der zusammen mit seinem Sohn die gängigen wissenschaftlichen Studien zu dem Thema kritisch betrachtet und neu ausgewertet hat – und zu dem Ergebnis kommt, dass nur 5 bis 8 Prozent derjenigen, die mit AA starten, länger als ein Jahr nüchtern bleiben.

Die Anonymen Alkoholiker – ein universeller spiritueller Weg?

Eine differenziertere Kritik an Hollys Standpunkt äußert die Psychologin Veronica Valli. Sie ist vor gut zwanzig Jahren mithilfe der AA nüchtern geworden und betreibt heute unter anderem den Podcast *Soberful*. In einem Blogartikel mit dem Titel »The Misinformation about Alcoholics Anonymous and Sobriety« erklärt sie, wie sie das Zwölf-Schritte-Programm versteht – und warum einige Punkte daraus so oft missverstanden werden, sowohl innerhalb als auch außerhalb der AA.

Zum überdimensionierten Ego schreibt sie zum Beispiel, dass sich dahinter keine Allmachtsfantasie, sondern ein obsessives Beschäftigen mit sich selbst verberge. Also dieser Zustand, in dem man über kaum etwas anderes nachdenkt als darüber, was man will und nicht will, wie man wirkt und nicht wirkt, was andere von einem denken, ob sie einen mögen oder nicht, was man dafür oder dagegen tun kann. In diesem Zusammenhang sei auch Demut zu verstehen: »Humility is not thinking less of ourselves – it is thinking of ourselves less.«

Es gehe also nicht darum, weniger *von* sich selbst zu denken, sondern weniger *an* sich selbst zu denken. Es gehe darum zu begreifen, dass nicht alles um einen herum mit einem selbst zu tun hat. Es gehe darum, diesem mentalen Gefängnis zu entkommen, um sein Herz und seinen Geist wieder für die Außenwelt öffnen zu können. In einem früheren Podcastinterview – lustigerweise im *HOME Podcast* von Holly Whitaker und ihrer damaligen Co-Gastgeberin Laura McKowen – bringt Valli zur Erklärung das Beispiel vom Kollegen, der komisch grüßt. Ein süchtiger Geist beziehe ein solches Verhalten automatisch auf sich. *Was habe ich falsch gemacht? Ist er sauer auf mich?* De facto verhält sich der Kollege wahrscheinlich jedoch eher so, weil er einen schlechten Tag hat. Ein gesunder Geist sei in der Lage, das zu erkennen, dem gelassen gegenüberzustehen und sich den wirklich wichtigen Dingen zu widmen.

Diese Interpretation würde ich sofort unterschreiben. Valli räumt allerdings ein, dass sie mit ihrer Auslegung bei den AA in der Minderheit sei und dass bei der Vermittlung des Programms in der Praxis einiges schiefgehe. Zum Beispiel eben, dass das Demutskonzept in manchen Gruppen dazu missbraucht werde, um Menschen den Mund und das Denken zu verbieten. AA sei aber auch keine Organisation, sondern vielmehr ein dezentrales Netzwerk, das sich um das Programm herum entwickelt hat. Und auf das Programm selbst lässt Valli nichts kommen. Bei den zwölf Schritten handelt es sich ihrer Meinung nach um spirituelle Prinzipien, die für jeden und jede funktionieren: »These spiritual principles and this need that humans have for them are universal.« Valli plädiert daher dafür, zwischen dem Programm und den einzelnen Gruppen zu unterscheiden.

Das würde ich nicht mehr unterschreiben. Denn in der Praxis sind es natürlich die Gruppen, die das Programm vermitteln. Und in der Praxis hat das Programm auch einen bestimmten Ton. Es transportiert ein Selbstverständnis. Und auf dieser Grundlage haben sich Denk- und Verhaltensweisen eingeschliffen, die die Welt der AA prägen – und die eben nicht für jede und jeden funktionieren.

Ich habe über meinen #nüchtern-Newsletter eine Umfrage verschickt, um ein Gefühl dafür zu bekommen, wie es sich in Deutschland verhält. Hier sind die Anonymen Alkoholiker – auch wenn es oft einen anderen Eindruck macht – ja längst nicht so dominant wie in den USA. Zum einen, weil es hierzulande bereits seit Jahrzehnten alternative Selbsthilfegruppen gibt. Zum anderen, weil die zwölf Schritte in der hiesigen Therapie- und Kliniklandschaft nicht ansatzweise eine so große Rolle spielen wie in Amerika.

In meinem Newsletter habe ich gefragt: »Warst du mal bei Treffen der AA? Gehst du regelmäßig hin? Falls ja: Was magst du an AA? Was stört dich? Was ist wichtig? Was funktioniert deiner Meinung nach und was nicht?« Die Antworten sind natürlich nicht repräsentativ. Die Mehrheit derer, die meinen Newsletter lesen, tut das schließlich deshalb, weil sie sich bei den Anonymen Alkoholikern ebenfalls nicht zu Hause fühlt. Dennoch glaube ich, dass das, was ich zurückbekommen habe, einen ganz guten Einblick liefert. Anbei eine Auswahl:

Jenny

Ich war zu Beginn meiner Abstinenz in einer AA-Gruppe. Das hat mir sehr geholfen. Es war einfach gut zu spüren, dass ich nicht alleine bin. Aber je länger ich dort war, desto weniger hat mir der Ton in der Gruppe gefallen. Ein Slogan von AA ist »90 Tage, 90 Meetings«. Das heißt, man solle bestenfalls in den ersten 90 nüchternen Tagen 90 Meetings besuchen. Da frage ich mich schon, wie das denn gehen kann. Natürlich ist das in Großstädten mit vielen Meetings möglich (ohne Job und ohne Kinder ;)), aber eben lange nicht für jeden. Manchmal habe ich mich richtig fremdgeschämt. Einmal z. B. hat eine alleinerziehende

Frau gesagt, dass sie es nicht in echte Meetings schaffe, da sie 1. die Zeit nicht habe, 2. keine Betreuung für die Kinder habe und 3. die nächste größere Stadt, in der es Meetings gebe, zu weit weg sei. Dann wurde gesagt, wo ein Wille ist, ist auch ein Weg. Dann müsse sie sich eben einen Babysitter engagieren etc. So etwas kam oft vor. Mal ganz platt formuliert: Wer nicht den Weg der alten Hasen geht und darauf hört, ist selber schuld, wenn es nicht klappt mit der Abstinenz. Dass aber DER Weg, der bei Heinrich, 67, vor 30 Jahren funktioniert hat, nicht jedem Menschen übergestülpt werden kann, wurde oft nicht gesehen. Ich dachte dann immer, AA ist Selbsthilfe von alten Männern für alte Männer.

Andreas

Ich bin in unserer Gruppe gefühlt der Jüngste mit Mitte/Ende vierzig. Aber ich hatte das Gefühl, bei AA endlich angekommen zu sein, was die Art der Gruppe angeht und natürlich auch die Menschen dort. Durch unser Konzept wird Klarheit geschaffen, es gibt klare Regeln – z. B. Anonymität, zwölf Schritte etc. –, die leicht verständlich sind. Bei anderen Selbsthilfegruppen fand ich das etwas vage. Für MICH ist die AA-Organisation das Richtige. Mir gefällt die Anonymität sehr gut. Man muss nur seinen Vornamen preisgeben, kann jederzeit gehen und muss nicht wiederkommen. Jede AA-Gruppe ist selbstständig und kann autark handeln, sofern die Grundsätze von AA beachtet werden. Gleichzeitig ist AA sehr starr und unflexibel. Ich bin freiberuflicher Unternehmensberater und kenne das von den großen Konzernen, in denen ich tätig bin. Aus meiner Sicht könnte man die Meetings mal ein bisschen aufpeppen und etwas mehr mit der Zeit gehen, gerade um auch junge Menschen nicht nur zu gewinnen, sondern auch zu halten. Ich bin in meiner Gruppe dabei, ist aber nicht immer einfach.

Viola

Für mich war es lebensnotwendig, zu den AA zu gehen, obwohl ich mich immer gesträubt habe, weil ich nicht sagen wollte: »Mein Name ist Viola, ich bin Alkoholikerin.« Das Sträuben in mir blieb auch während der ganzen fünf Monate, die ich dort war, immer präsent. Ich war anfangs bei verschiedenen Treffen. Man hat mir das empfohlen, damit ich »meine« Gruppe finden kann. Ich bin durch die ganze Stadt getingelt und habe dabei verschiedene AA-Philosophien kennengelernt. Am schlimmsten fand ich die Treffen, in denen die ganzen alten »Alkis« saßen. Die waren zumeist sehr verbohrt, alles hörte sich nach Verzicht und Gram an. In anderen Treffen war die Stimmung manchmal auch ein wenig sektenartig. Das waren Treffen, in denen Lesungen aus dem Blauen Buch durchgeführt wurden. Das sollte uns inspirieren und zu einer spirituellen Auseinandersetzung und Denkweise führen. Hier gab es dann hin und wieder seitens der Mitglieder sehr schonungslose Beichten mit starkem Hang zu einer Verortung der Schuld bei sich selber. Ich fand das sehr unangenehm. Schön fand ich die Treffen mit familiärer Atmosphäre. Letztlich blieb ich bis zum ersten Corona-Lockdown bei einer AA-Gruppe, deren Mitglieder sich seit zig Jahrzehnten kannten. Die Stimmung war freundlich und freundschaftlich. Nach dem Öffnen der Thermoskannen wurde dort sehr offen gesprochen. Die Gesprächsdisziplin war enorm. Jeder konnte ausreden – auch wenn es mal fünfzehn Minuten oder länger dauerte, was ermüdend sein konnte. Für mich war es sehr wichtig, über mein Vorankommen sprechen zu können und dabei von den anderen Ermutigung zu erfahren. Wäre Corona nicht dazwischengekommen, hätte ich mir sicher einen Sponsor gesucht und wäre die zwölf Schritte gegangen. Mein Fazit: Die AA sind eine riesige Institution, aber jedes Meeting und jede Gruppe besteht immer aus den Menschen, die dort teilnehmen.

Carola

Als ich 1980 mit dem Trinken aufhörte, gab es leider nur die Anonymen Alkoholiker. Die Meetings haben mir zwar geholfen, richtig wohl und zugehörig habe ich mich aber dort nie gefühlt. Als damals 23-jährige Frau saß ich ziemlich verloren zwischen alten Männern, die manchmal mit ihren Saufgeschichten geradezu prahlten. Aber immerhin haben sie mir in den ersten beiden Jahren der Abstinenz geholfen, vor allem eine ältere Frau, die mich ein wenig unter ihre Fittiche genommen hat. Jahre später bin ich ihr noch einmal zufällig begegnet. Leider wollte sie mir nicht glauben, dass ich immer noch trocken bin, obwohl ich nicht mehr in AA-Gruppen gehe. Teilweise haben diese Gruppen leider auch etwas Sektiererisches. Mein letzter Schluck Alkohol liegt jetzt Jahrzehnte zurück, und die Alkoholfreiheit ist für mich zur Selbstverständlichkeit geworden. Ich definiere mich auch nicht darüber, keinen Alkohol zu trinken, das käme mir absurd vor. Alkohol ist schon lange einfach kein Thema mehr.

Britta

Ich sage mittlerweile, dass ich Alkoholikerin »war«. Neulich erzählte ich einem Freund, dass ich mich heute als nüchtern bezeichne. Er erwiderte, dass ich ja absolut gefährdet bin, wenn ich mich weigere, mich als Alkoholikerin zu bezeichnen. Ich müsste das sagen, damit ich mir immer und jeden Tag darüber bewusst bin, dass ich mein ganzes Leben lang gefährdet bin. Das ist wohl einer der am tiefsten verankerten Glaubenssätze: einmal Alkoholiker – immer Alkoholiker. Und glaub ja nicht, dass du gesund wirst. Ich habe da auch das Bild eines schon älteren Mannes vor Augen, der in unserer Gruppe seinen 25. (!) AA-Geburtstag feierte, Schokolade verteilte und sagte, dass er Alkoholiker und krank sei. Dieses Bild, dass Genesung nicht möglich ist, ist so abschreckend und traurig für mich, genauso, dass ich nicht sagen durfte, dass ich mich heute nicht mehr als Alkoholikerin betrachte, sondern dass ich langsam gesund werde.

Mich erinnert das alles stark an Kirche. Manche fühlen sich mit starren Strukturen und dogmatisch angehauchten Denkweisen wohl, weil ihnen das ein Gefühl von Sicherheit verschafft. Andere mögen vor allem die Gemeinschaft und operieren um diese Vorgaben herum. Wieder andere sind von der Grundbotschaft überzeugt und setzen sich im Inneren für Reformen ein. Manche haben Angst, sich abzuwenden, und bleiben, obwohl sie sich unwohl fühlen. Wieder andere können mit der Institution nichts anfangen und suchen sich neue Wege.

Keine Alkoholikerin mehr

Ich zähle bekanntlich zur letzten Gruppe. Wobei ich Bill Wilson und Bob Smith tiefen Respekt zolle. Was die beiden vor rund neunzig Jahren geschaffen haben, beeindruckt mich. Das ist der erste Punkt, der mich von Holly Whitaker unterscheidet. Ein weiterer liegt darin, dass ich das Problem bei den Anonymen Alkoholikern nicht im Patriarchat sehe. Für mich liegt es nicht darin, dass die beiden Gründer weiß, männlich und privilegiert waren.

Mich stört vielmehr, dass das AA-Konzept auf der Überzeugung fußt, von Natur aus fehlerhaft zu sein. Dass es mit einem Sünde-Erlösungs-Narrativ arbeitet. Dass es unterscheidet zwischen Alkoholikern und den anderen. Und dass es somit noch immer Ansichten einer Gesellschaft vermittelt, die kurz nach der Prohibition mit ihrem Latein am Ende war und keine andere Möglichkeit mehr sah, als Alkoholabhängige wie Aussätzige zu behandeln.

Mich stören das Selbstverständnis und die Botschaft, die daraus hervorgehen und die sich sowohl im Namen als auch im Gebaren der *Anonymen Alkoholiker* manifestieren – unabhängig von sozialem Status und Geschlecht. Um es mal überspitzt zu sagen: Es könnte auch »Anonyme Alkoholiker*innen« heißen, es würde nichts daran ändern, dass diese Worte und die damit verknüpften Grundüberzeugungen suggerieren: Du bist anders, und dafür hast du dich zu schämen.

Die Menschlichkeit, die ich bei meinem Meeting in München erlebt habe, sie ist eingebettet in eine anonyme Blase, die sich vom Rest der Gesellschaft abschottet und in der ich mir wieder und wieder sagen muss, dass mit mir etwas nicht stimmt. In der ich mir wieder und wieder sagen muss, dass ich Alkoholikerin bin und es auf ewig bleiben werde. Dass ich niemals heilen kann.

Das stört mich. Und das funktioniert für mich auch nicht.

Ich hatte ein Alkoholproblem, ja. Ich war alkoholsüchtig, ja. Ich werde in diesem Leben besser keinen Alkohol mehr anrühren, ja. Aber ich bin deshalb nicht kaputt, tief in mir drin. Und ich werde nicht den Rest meines Lebens damit verbringen, mir das einzureden.

So fing ich an, das Wort »Alkoholikerin« aus meinem persönlichen Wortschatz zu streichen und mir Sätze zu sagen, die mir guttun. Sätze wie: Ich liebe es, nüchtern zu sein. Ich bin gesund. Ich bin selbstbestimmt. Ich bin unabhängig. Und, allen voran: Ich bin frei.

6

Ich weiß einfach nicht, warum ich trinke

Die Suche nach der Ursache

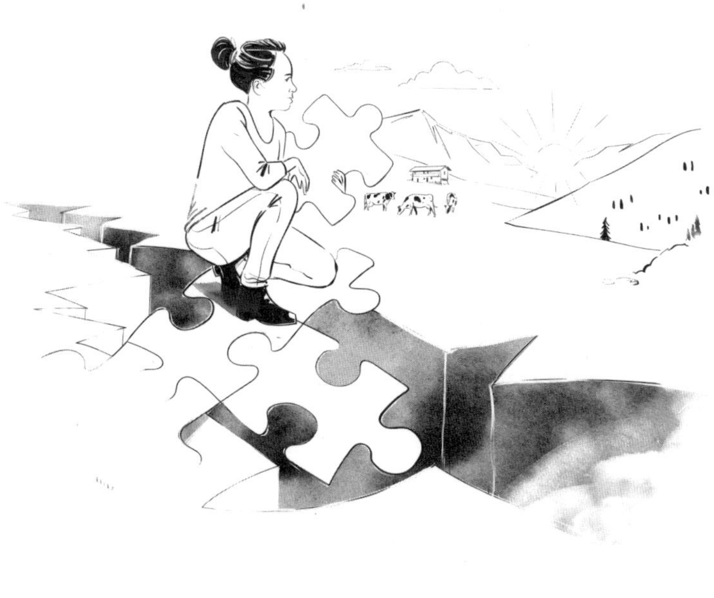

Wenig später, Hochsommer in München. Der Englische Garten platzt aus allen Nähten. Überall Decken mit hübschen, lachenden Menschen. Ich fühle mich hier immer wie ein Fremdkörper. Über meinem Badeanzug trage ich ein weites Kleid und habe nicht vor, das zu ändern. Neben mir läuft mein Mitbewohner und guter Freund Markus. Ich will ihm heute sagen, warum ich aufgehört habe zu trinken. Wir finden einen freien Platz für unsere Decke, und mein Herz fängt an zu galoppieren.

Den Menschen, die mir am allerwichtigsten sind, erzähle ich in den ersten Wochen, was mit mir los ist. Ich habe in einem Podcast gehört, wie sehr es hilft, Verbindlichkeit zu schaffen. Und mir leuchtete das ein. Klar, Hintertürchen schließen hilft. Doch jedes Mal, wenn ich anfange, scheint mein Körper durchzudrehen. Meine Stimme zittert, aber ich bekomm's raus.

»Du, ich muss dir was sagen. Ich habe aufgehört zu trinken, weil ich ein riesengroßes Alkoholproblem habe.«

Dann erzähle ich die Wahrheit. Erzähle, wie ich seine Weinflaschen ausgetrunken und heimlich nachgekauft habe. Dass in seiner Pfefferminzlikörflasche lange Wasser war – bevor ich sie nachgekauft habe. Dass ich unsere Verabredungen oft schlichtweg deshalb abgesagt habe, weil ich verkatert im Bett lag, und dass ich nachts Flaschen entsorgt habe, damit er nichts mitbekommt. Mein Blick klebt am Boden, während ich die Sätze aus mir rauspresse. Meine Scham scheint mich innerlich zu verbrennen.

Markus hört zu. Dann schüttelt er den Kopf und sagt: »Wieso habe ich das nicht gesehen? Ich hab natürlich gesehen, dass du in der Küche sitzt und Wein trinkst bis zum Gehtnichtmehr. Aber ja, ich dachte, du machst einen auf Hemingway.«

Mir schießen die Tränen in die Augen. Schon wieder. Ich habe in dieser Zeit ständig das Gefühl, dass ich meine Tage hauptsächlich damit verbringe, zu weinen oder zu schlafen.

Markus dreht seinen Kopf und schaut mich an: »Hey Sweeto, ich find's mega, dass du aufhörst. I got your back.«

Er steht hinter mir. Genau wie meine Eltern, mein Bruder und meine besten Freundinnen. Es überrascht mich jedes Mal. Auch jetzt auf dieser Decke kann ein großer Teil von mir nicht fassen, dass man mich trotz allem mögen kann. Ich weiß nicht, was ich sagen soll außer: »Danke.«

Er fängt an zu grinsen und springt auf: »Komm, jetzt hüpfen wir in den Eisbach.«

Ich lebe zu dem Zeitpunkt seit drei Jahren in München, in den Eisbach gesprungen bin ich noch nie. Trinken war mir immer wichtiger. Na gut. Ich ziehe mein Kleid aus und schäme mich jetzt auch noch für meine Figur. Wie auf Eiern laufe ich neben ihm her, damit möglichst wenig schwabbelt. Ich bin mir sicher, dass alle mich angucken und sich denken: *Die hätte ihr Kleid mal lieber angelassen.*

Am Eisbach nimmt Markus meine Hand.

»Bereit? Bei drei springen wir. Eins, zwei, ahhhhh!«

Ich zögere keine Sekunde. Die Kälte pikst mich, ich tauche auf und höre mich lachen. Markus lacht mit. Wir rauschen durch den Englischen Garten, halten uns an Brücken fest, winken Passanten, schwimmen mit dem Strom, gegen den Strom und können nicht aufhören zu jubeln. Ich rieche das Wasser, sehe die Bäume an mir vorbeiziehen und spüre plötzlich diese alte Lust, meinen Körper zu bewegen. Wie früher, als kleines Mädchen, als ich ganze Tage damit verbrachte, zu klettern, zu rennen, zu schwimmen, zu tanzen und zu turnen. Ich mache einen Wassersalto. Dann einen doppelten. Ich könnte platzen vor Freude. Und mir kommen schon wieder die Tränen. Ich lege mich in den Bach und schluchze.

»Alles okay?«, ruft Markus.

»Ja«, flüstere ich. Mehr als das.

»Jaaaaaaa!«, brülle ich.

Oh mein Gott, wie geil es ist zu leben.

Ich weiß nicht, wie oft wir die Runde an diesem Tag gemacht haben. Ich weiß nur, dass mir irgendwann egal war, ob meine Beine schwabbeln oder nicht. Ich hopste zurück zu unserer Decke und lächelte alle an, die mir begegneten. Alle lächelten zurück. Und als ich mich auf die Decke legte, machte sich in mir ein Gefühl breit, das ich schon ewig nicht mehr hatte: Wohlbehagen. Gefolgt von einem Gedanken, der sich mir einbrennen sollte: *Ich will nie wieder zurück.*

Hauptsache, ich mache alles korrekt

Aber wie geht das? Wie sorge ich dafür, nicht rückfällig zu werden? Ja, ich war nun schon einige Wochen nüchtern. Und ich sah, dass das, was ich mir aus all den Podcasts und Büchern zusammenkombinierte, mir dabei half, es zu bleiben. Aber ich erinnere mich noch gut daran, wie unsicher ich mich mit dieser Eigenkreation fühlte. Ich hab Dinge schon immer gern nach Lehrbuch gemacht, und in meinen Suchtjahren bin ich Profi darin geworden zu erfüllen, was andere für richtig halten: sei's im Studium, im Beruf, sei's beim Smalltalk, bei politischen Diskussionen oder beim Sex. Ich fühlte mich am sichersten, wenn andere mir eine Eins mit Sternchen gaben, und richtete mich dementsprechend aus.

Die Maßstäbe anderer zu erfüllen ist eine äußerst effektive Strategie, um etwas zu vertuschen. Leider verstärkt sie noch zusätzlich, was der Alkohol ohnehin schon vorantreibt: die Aushöhlung des Inneren. Ich war so darauf konzentriert, nach außen hin gut zu wirken, dass ich mich selbst dabei verloren hatte. Es war mir egal, was ich dachte. Hauptsache, ich mache alles korrekt – und wehe, wenn nicht. Welche Dimension das zuletzt angenommen hatte, verdeutlicht ein Beispiel aus der Arbeit.

In einem Radiobeitrag über den Umzug einer Brauerei (ausgerechnet) habe ich einen Straßennamen falsch gesagt. Doofer Patzer, ja. Aber ich machte mich dafür wochenlang fertig. Schon solche kleinen

Fehler waren ein Weltuntergang für mich. Und jetzt, wo es nicht um Straßennamen ging, sondern um so etwas Elementares wie mein Leben ohne Alkohol, durften Fehler natürlich erst recht nicht sein. Also orientierte ich mich zunächst auch hier daran, was andere mir als richtig verkauften. Diese beiden Geschichten hörte ich am häufigsten:

1. *»Du bist unheilbar krank.«*
2. *»Deine Sucht ist Symptom für ein Trauma.«*

Ich versuchte, mir diese Rollen zu eigen zu machen. Sie mit dem zusammenzubringen, was ich fühlte und erlebt hatte. Aber es wollte nicht so richtig passen. Sosehr ich mich auch anstrengte, immer wieder dachte ich: *Da stimmt doch was nicht. Das ergibt keinen Sinn. In sich nicht und für mich erst recht nicht.*

Es hat Jahre gedauert, bis ich erkannt habe, warum nicht: Diese Geschichten sind nicht meine. Und sie repräsentieren zwei unterschiedliche Perspektiven auf Alkoholabhängigkeit.

Wie bitte?

Ja, es gibt keine allgemein anerkannte Definition von Alkoholsucht! Krass, oder? Wieso wissen das nur Fachleute? Wieso steht das nicht überall? Allein dieser Satz hätte mir viele Stunden ersparen können, in denen ich versuchte, mich reinzuquetschen in dieses Kuddelmuddel aus Erklärungen, Kalendersprüchen, scheinbar endgültigen Wahrheiten und Drohkulissen.

Ich konnte es gar nicht allen recht machen, weil es zahlreiche Versionen davon gibt, was recht haben in diesem Zusammenhang bedeutet – Versionen, die einander zum Teil sogar widersprechen.

Für mich ist da aber ein Tisch

Das Alltagsverständnis von Alkoholabhängigkeit ist ein Mix aus jahrhundertealten Vorurteilen und Fragmenten verschiedener wissenschaftlicher Disziplinen. Wir schleifen da alles Mögliche mit und vermischen es fröhlich. Für mich war es ein Augenöffner sondergleichen, überhaupt einmal zu erkennen, dass Sucht für die Hirnforschung etwas anderes ist als für die Psychologie. Dass die Psychiatrie sie anders definiert als die Soziologie, die Theologie anders als die Biologie und die Pharmakologie anders als die Rechtswissenschaft. Sehr schön veranschaulicht das ein Buch mit dem Titel *Das Gehirn selbst nimmt sich nicht wahr*. Darin unterhalten sich der Hirnforscher Gerhard Roth und der Neurologe, Philosoph und Psychiater Andreas Heinz über das Verhältnis zwischen Hirnforschung und Psychologie. An einer Stelle sagt Andreas Heinz:

»Ich streite mich da aber auch immer mit meinen phänomenologischen Kollegen, wenn ich sage: ›Mensch, es gibt da draußen keine Farben, das sind Wellenlängen. Es gibt auch keinen festen Tisch, denn das Atom ist vom Elektron so weit weg wie Pluto von der Sonne: Eigentlich ist also doch alles nichts und die Buddhisten haben recht. Der einzige Grund, warum ich das als fest wahrnehme, ist, dass dieses Nichts – meine Hand – nicht durch jenes Nichts – diesen Tisch – durchgeht. Deshalb denke ich, es sei fest, obwohl es im Wesentlichen verteilte Energien sind.‹ Dann antworten die: ›Ja, das ist deine Welt, für mich ist da aber ein Tisch.‹«

Wenn man jetzt Tisch durch Sucht ersetzt, wird deutlich, dass jede Disziplin auch darauf durch ihre eigene Brille schaut – und dadurch Erklärungen findet, die in anderen Disziplinen keine Relevanz haben. Und das ist nur die erste Ebene. Denn auch innerhalb der verschiedenen Disziplinen variieren die Definitionen. Teilweise mutet das an wie eine Elfenbeinturmdiskussion. Aber es ist keine. Denn je nach Zeitgeist und Zeitfenster sickern gewisse Aspekte dieser Definitionen in die allgemeine Wahrnehmung – und definieren damit meine Rolle als Betroffene. Mein Selbstverständnis. Sie wirken sich aus auf mein Denken und mein Erleben. Die Art und Weise, wie ich meine Sucht definiere, beeinflusst ganz entscheidend, wie ich meine Abstinenz angehe.

Ich fing an, zu hinterfragen und nach und nach herauszufiltern, was sich für mich stimmig anfühlt. Dieser Prozess lief chaotisch ab, und er dauerte Jahre. Aber anhand der beiden oben genannten Beispiele kann ich gut verdeutlichen, wie ich vorgegangen bin.

Unheilbare Krankheit vs. antrainierte Gewohnheit

In der ersten fremden Geschichte bin ich unheilbar krank. Sie geht auf die Anonymen Alkoholiker zurück und findet sich in etlichen Büchern, Artikeln, Online-Foren und Facebook-Gruppen wieder. Lesen tut sie sich so:

> *Ich unterscheide mich von anderen Menschen darin, dass ich nicht mäßig trinken kann. Bill Wilson verglich das mit einer Allergie, heute nennen die meisten im AA-Kosmos es tödliche Krankheit. Diese tödliche Krankheit kann durch die Abstinenz lediglich gestoppt, aber nie geheilt werden. Alkohol bleibt demzufolge eine lebenslange Bedrohung für mich. Auch nach Jahrzehnten ist der nächste Rückfall »nur ein Glas entfernt«. Doch sollte ich wieder trinken, sterbe ich. Und damit ich das nicht vergesse, bezeichne ich mich wieder und wieder als Alkoholikerin und lebe in 24-Stunden-Abschnitten, in denen ich das nächste Glas immer wieder aufs Neue stehen lasse.*

Dieses Krankheitsverständnis steht in engem Zusammenhang mit einem Mann namens Elvin Morton Jellinek, dessen Arbeit bis heute prägt, was wir unter Alkoholismus verstehen. Jellinek selbst war kein Arzt, sondern ein Physiologe mit großer konzeptioneller Begabung. Anfang der 1940er machte er sich an der Yale University daran zu belegen, dass es sich bei Alkoholabhängigkeit um eine Krankheit handelt. Ob und inwiefern das der Fall ist, war keine neue Frage. Mediziner diskutierten darüber zu diesem Zeitpunkt bereits seit über 150 Jahren. Jellinek fasste diese Beobachtungen zusammen, führte Interviews mit Betroffenen und entwickelte unter anderem ein Schema, das Alkoholismus als chronische, fortschreitende Krankheit beschreibt, die in vier Phasen verläuft, in denen über vierzig unterschiedliche Symptome auftauchen können.

Die erste Phase beginnt mit gesellschaftlichem Trinken. Hier fangen Alkoholiker – im Gegensatz zu »normalen« Menschen – zum Beispiel damit an, gezielt Situationen herbeizuführen, in denen getrunken wird. Sie beginnen, Alkohol als Droge einzusetzen, also *um* etwas zu erreichen, z. B. *um* Stress zu bewältigen, *um* einschlafen zu können oder *um* Abstand von Problemen zu gewinnen. Dadurch, dass sie regelmäßig trinken, entwickeln sie eine Toleranz. Sie brauchen also mehr Alkohol als früher, um die gewünschte Wirkung zu erzielen.

Die zweite Phase ist geprägt von Gedächtnislücken, heimlichem Alkoholkonsum und Schuldgefühlen.

In der dritten Phase kämpfen die Betroffenen mit Cravings und Kontrollverlust, sie suchen Ausreden, schlagen körperlich oder verbal um sich, bemitleiden sich selbst, verlieren das Interesse an Freizeitbeschäftigungen, kämpfen sowohl mit ersten gesundheitlichen Beschwerden als auch mit Problemen bei der Arbeit und in der Familie. Ihre Persönlichkeit verändert sich und sie fangen an, morgens zu trinken, um die Entzugserscheinungen zu lindern.

In der vierten und letzten Phase erleben sie tagelange Rauschzustände, ihre moralischen Standards verfallen, und sie trinken mit Personen unter ihrem sozialen Level – laut Jellinek vermutlich, um überlegen zu erscheinen. In dieser Phase geht die Alkoholtoleranz wieder zurück. Ohne Alkohol im Körper können die Betroffenen nicht mehr funktionieren, und bei manchen entwickeln sich Psychosen.

In der Konsequenz bedeutet Jellineks Modell: Solange Alkoholiker trinken, werden sie diese Phasen durchlaufen. Es kommt also entweder zur Abstinenz oder zum Tod.

Alexander

Ich bin Arzt und betreue selbst Suchtkranke. Da habe ich anderen gut raten können, was zu tun ist, aber für mich selbst – Fehlanzeige. Ich konnte nicht sehen, dass ich selbst Patient war, und ich hatte niemanden, der mir das sagte. Alles hab ich durchgemacht: schmerzhafte Gefühle wegtrinken, Stürze, Verletzungen, Verlust von Dingen, Krankmelden, Absagen, alles. In einer Klinik wurde dann endlich die Diagnose »Alkoholabhängigkeit« gestellt. Da ging für mich ein Ventil auf, der Druck ließ nach, und ich konnte mit der Therapie beginnen. Für mich war das Krankheitsmodell nützlich, weil es mir dabei geholfen hat, mich gänzlich für die Abstinenz zu entscheiden. Ich weiß, da sind diese Muster. Ich weiß, da gibt es kein gemäßigtes Trinken oder sowas.

Nach seiner Zeit in Yale arbeitete Jellinek in Genf für die Weltgesundheitsorganisation, die Alkoholismus wiederum 1968 in ihren ICD-Katalog aufnahm und damit offiziell als diagnostizierbare Krankheit einstufte. Dieser Schritt gilt bis heute als humanitäre Errungenschaft. Das hat zwei Hauptgründe. Zum einen, weil Trinkende bis dato entweder als vom Teufel oder von Dämonen besessen, als Sünder, als moralische Versager oder als willensschwach galten. Jellinek und die WHO rückten das offiziell gerade. Nun zählten nicht mehr nur

Folgeerscheinungen der Alkoholsucht als Krankheit, sondern auch die Sucht selbst.

Zum anderen sorgte dieser Schritt dafür, dass Länder wie Deutschland Alkoholsucht unter den Sozialversicherungsparagraphen stellten. Was bedeutet, dass Menschen mit Alkoholproblem ihren Klinikaufenthalt oder ihre Therapie über die Krankenkasse beziehungsweise die Rentenversicherung abrechnen lassen können. Denn wer krank ist, hat hierzulande ein Recht auf Behandlung. Auf dieser formalen Ebene ist es also richtig und wichtig, als krank zu gelten. Dass die Kosten übernommen werden, hat außerdem dazu geführt, dass flächendeckend Therapieangebote entstanden sind. Und auch das ist ein unbestreitbarer Vorteil. Allerdings kann die Krankenrolle auch zu einer passiven Haltung führen. Zur unbewussten Erwartung, dass der Arzt oder die Therapeutin die Verantwortung für die Heilung tragen.

Vlada

Ich wollte dieses Label »krank sein« nicht. Wenn ich mich jetzt als chronisch krank sehen würde, dann hätte ich für mich immer ein Schlupfloch zu sagen: Oh, mir geht es so schlecht, und ich bin so ein Opfer, und ich habe jetzt nicht die Macht darüber, weil ich bin ja krank. Das will ich nicht. Ich möchte, dass ich von mir sagen kann, dass ich die Wahl habe und dass ich unabhängig bin.

Mich stört an diesem Krankheitsverständnis vor allem die Grundannahme, die da lautet: Mein Leiden besteht in der Unfähigkeit, mäßig zu trinken. Ich fühle mich dadurch weder moralisch entlastet noch verstanden. Im Gegenteil: Mir zwingt diese Sichtweise ein Verständnis von Gesundheit auf, das ich nicht teile. Die moralische Komponente ist damit meinem Empfinden nach auch nicht verschwunden, sie hat sich nur besser versteckt. Denn wenn *krank* bedeutet, dass ich nicht mäßig trinken kann, dann bedeutet *gesund*, dass ich's kann. Und hier steige ich aus. Zu meinem Verständnis von Gesundheit zählt nicht, dazu in der Lage zu sein, eine toxische Substanz zu konsumieren. Ich muss doch auch nicht fähig sein, mal nach dem Essen eine zu rauchen, um als gesund zu gelten.

Um das erkennen zu können, hat es mir geholfen, Jellineks Arbeit und die Umstände, unter denen er sie geleistet hat, genauer zu betrachten. Dabei stellte sich zum einen heraus, dass er für sein Phasenmodell in erster Linie Mitglieder der Anonymen Alkoholiker befragte. Dadurch erhielt er natürlich entsprechend gefärbte Antworten. Zudem sortierte er die Fragebögen von Frauen aus, weil die Datenmenge zu klein war, um sie gesondert zu analysieren, und sich die Antworten gleichzeitig zu sehr von denen der männlichen Teilnehmer unterschieden. Was die Aussagekraft des Phasenmodells zusätzlich mindert.

Und es kommt noch etwas hinzu: Jellinek veröffentlichte seine Ergebnisse in den Jahren und Jahrzehnten nach der Prohibition und somit in einer Ära, in der Alkohol wieder gesellschaftsfähig sein sollte. Jellineks Arbeit machte das Problem von einem politischen zu einem medizinischen – und vom gesellschaftlichen zum individuellen. Was zur Folge hatte, dass sich die Ansicht durchsetzte, die der US-amerikanische Wissenschaftler John F. Kelly mit folgenden Worten auf den Punkt brachte: »Alcoholism comes in people, not in bottles.« Sprich: Alkoholismus steckt in den Menschen, nicht in den Flaschen.

Es überrascht mich nicht im Geringsten, dass die Alkoholindustrie diese Sichtweise sofort dankend aufnahm und propagierte. Das tut sie nun seit über einem halben Jahrhundert. Verständlicherweise. Denn für sie ist es natürlich praktisch, wenn das Problem einzig und allein bei sogenannten Alkoholikerinnen und Alkoholikern liegt, die nicht in der Lage sind, »verantwortungsvoll« zu trinken, dann aber die Möglichkeit haben, sich auf Kosten der Allgemeinheit behandeln zu lassen. Zum einen, weil das Problem dann nichts mit ihren Produkten zu tun hat. Zum anderen, weil dieses Schwarz-Weiß-Denken dazu führt, dass die Mehrheit sich in Sicherheit wiegt – und weitertrinkt.

Auch für politische Entscheidungsträgerinnen und Entscheidungsträger ist das bequem. Sie müssen sich nicht mit so unpopulären Maßnahmen wie Steuererhöhungen, Werbeeinschränkungen oder Regulierung der Verfügbarkeit herumschlagen, wenn der Kern der Krankheit in ein paar Menschen liegt und nicht etwa z. B. in der Tatsache, dass Alkohol für Jugendliche ab 16 Jahren rund um die Uhr verfügbar ist und mit Marketingkampagnen beworben wird, die ihnen weismachen, dass sie mal besser zu denen gehören, die in der Lage sind »verantwortungsvoll« zu trinken.

Ein alternatives Krankheitsverständnis

Aber hinter der Aussage »Alkoholismus ist eine Krankheit« verbirgt sich eben ein ganzer Strauß an Bedeutungen. Das Alltagsverständnis mag oft noch vom Jellinek-Schema und den AA geprägt sein, in der Wissenschaft steht mittlerweile fest, dass niemand als Alkoholiker geboren wird. Es gibt keine Suchtpersönlichkeit, und es gibt auch kein Alkoholgen. Zwar beeinflussen Gene zu rund 50 Prozent, ob wir alkoholabhängig werden oder nicht. Aber nach aktuellem Stand der Forschung vor allem insofern, als sie bestimmen, wie gut wir Alkohol vertragen. Wir bekommen also nicht die Sucht vererbt, sondern eine Toleranz. Die genetische Disposition begünstigt lediglich die Tatsache, dass wir verhältnismäßig viel trinken können. Und je mehr wir trinken, desto größer ist das Risiko, abhängig zu werden.

Warum das dann aber schlussendlich passiert, warum es zu den Symptomen kommt, die Jellinek beschreibt, dazu hat in den letzten Jahrzehnten vor allem die Hirnforschung Erkenntnisse geliefert. Grundlage dafür war die Entdeckung der sogenannten Neuroplastizität. Also die Entdeckung der Tatsache, dass es sich beim menschlichen

Gehirn nicht um ein starres System handelt, das einmal angelegt und fest verdrahtet ist. Sondern um ein superkomplexes, dynamisches Netzwerk aus Milliarden von Nervenzellen und Billionen von Synapsen, die sich andauernd neu vernetzen, als Anpassungsreaktion auf das, was wir erfahren. Wie ich Dinge erlebe, verändert also meine synaptische Konfiguration. Diese Anpassungen verändern wiederum, welche Informationen ich aus meiner Umwelt herausfiltere und wie ich Dinge erlebe. Ein ewiger Kreislauf aus Biologie und Psyche. Mein Geist und mein Hirn wirken aufeinander ein und formen meine individuelle Realität.

Wenn sich etwas gut anfühlt, wiederhole ich es. Wenn etwas wiederholt geschieht, bilde ich Gewohnheiten aus. Wobei Menschen sich an gewisse Dinge schneller gewöhnen als an andere: Plätzchen zum Frühstück rasten zum Beispiel schneller ein als eine Stunde Meditation nach dem Aufstehen. Weil wir evolutionär bedingt zunächst einmal vorziehen, was sich sofort toll anfühlt. An den Wein am Abend gewöhnt sich mein Hirn also deutlich leichter als an die Jogging-Runde. Nur dass Sport mir auf Dauer gutgetan hätte, während Alkohol mit den Jahren dafür gesorgt hat, zentrale biochemische Abläufe in meinem Hirn umzuprogrammieren – zu meinen Ungunsten.

Zum Beispiel in meinem sogenannten Belohnungssystem. Das sorgt eigentlich dafür, dass ich Dinge tun will, die mein Überleben sichern. Essen zum Beispiel, nach Anerkennung streben oder Kontakt zu anderen Menschen pflegen. Mein chronischer Alkoholkonsum führte allerdings dazu, dass dieses Belohnungssystem an Empfindlichkeit einbüßte. Sodass mir mit der Zeit nur noch Alkohol Befriedigung verschaffte und ich Wohlbefinden und Alkohol immer schlechter voneinander trennen konnte. Was wiederum dazu führte, dass mein Geist meine Umgebung vor allem nach Alkoholreizen scannte. Meine Welt schien voll davon zu sein. Alle schienen zu trinken, überall schien es Alkohol zu geben, und ständig erkannte ich Chancen, ihn zu trinken.

Gleichzeitig führte die Tatsache, dass es sich bei Alkohol um ein Nervengift handelt, dazu, dass mein Hirn schrumpfte, im wahrsten

Sinne des Wortes. Alkoholkonsum verringert das Hirnvolumen. Und zwar vor allem die graue Substanz im Frontalhirn, die – stark vereinfacht gesprochen – für rationale Entscheidungen und Verhaltenskontrolle zuständig ist. Mein Belohnungszentrum erlangte somit immer größeren Einfluss darauf, was ich tat. Langfristige Ziele gerieten in den Hintergrund, JETZT hatte das Sagen. Was recht anschaulich erklärt, warum ich oft den Eindruck hatte, keinen freien Willen mehr zu besitzen. Ich war nicht mehr in der Lage, mich gesund zu verhalten, weil Alkohol nicht nur meine Entscheidungsfähigkeit schwächte, sondern auch meine Wahrnehmung und mein Denken manipuliert hatte.

Krank war ich demnach insofern, als Alkohol bei mir zu organischen Veränderungen geführt hat, die mich meiner Selbstbestimmung beraubten und Leid verursachten. Ein völlig anderes Verständnis von Krankheit also. Eines, das für mich Sinn ergibt – zumindest wenn es darum geht zu erklären, wie aus Gewohnheit Sucht entstanden ist und warum ich Dinge so erlebte, wie ich sie erlebte.

Die Grenzen dieser biomedizinischen Perspektive sind allerdings schnell erreicht, sobald sich die Frage stellt, wie Menschen ihrer Sucht entkommen können. Michael Soyka – der mir damals am Chiemsee den Unterschied zwischen körperlicher und psychischer Abhängigkeit erklärte – hat mittlerweile mehrere Tausend Patienten behandelt und beschreibt diesen Sachverhalt so:

> *Die neurobiologische Grundlagenforschung hat gezeigt, dass Alkoholismus (auch) eine Hirnerkrankung ist, und momentan ist diese neurobiologische Definition von Krankheit in der Medizin auch die gängige. Allerdings hat uns diese Perspektive wenig gebracht, wenn es um Therapien geht. Eine Alkoholabhängigkeit medikamentös zu behandeln hat nicht zu den gewünschten Erfolgen geführt, wenn es um langfristige Abstinenz geht.*

Die neurobiologische Ebene kann also erklären, *warum* Abhängige unter Cravings und Kontrollverlust leiden. Aber sie reduziert so etwas Komplexes wie Sucht auf biochemische Vorgänge und klammert damit zwei einflussreiche Mitspieler aus: Hoffnung und Zuversicht.

Die Macht der Perspektive

Und da kommt ein Neurowissenschaftler namens Marc Lewis ins Spiel. Lewis war selbst drogenabhängig und hat sich in der Suchtforschung damit einen Namen gemacht, dass er aus denselben neurowissenschaftlichen Befunden andere Schlüsse zieht. Für ihn zeigen die Veränderungen in süchtigen Gehirnen keine Krankheit, sondern eine extreme Entwicklung eines gesunden Organs. Ihm zufolge macht das Hirn bei Alkoholkonsum nichts anderes als bei den Plätzchen zum Frühstück: Es stabilisiert, was sich gut anfühlt und wiederholt wird. Es lernt.

Diesen lerntheoretischen Ansatz gibt es in der Psychologie schon länger. Dort firmiert er unter dem Etikett »Behavioral Psychology« und lässt sich auf Iwan Pawlow zurückführen, der mit seinem Glocke-Hund-Experiment schon in den 1920ern zeigte, wie Konditionierung funktioniert. Seitdem haben auch in diesem Bereich zahlreiche Psychologinnen und Psychologen zahlreiche Theorien entwickelt, um zu erklären, wie genau das missratene Zusammenspiel aus kulturellem Umfeld und Individuum nun zu Abhängigkeit führt.

Lewis schlägt eine Brücke zwischen psychischen und biologischen Faktoren, indem er sagt: Das Hirn ist aufgrund seiner Neuroplastizität in der Lage, etwas falsch Erlerntes zu überwinden, indem es neue Dinge lernt. Das gilt sogar für eine Fehlentwicklung, die sich so tief reingräbt wie eine Sucht. Cravings mit Medikamenten zu unterdrücken oder sie schlicht auszuhalten stuft auch Lewis als nicht nachhaltig ein. Der effektivste Weg, mein Hirn in die Lage zu versetzen, diese biochemische

Zwickmühle zu überschreiben, führt ihm zufolge über meinen Geist. Der Schlüssel liegt darin, mein Narrativ zu finden. Sprich, mich selbst wieder als Charakter zu begreifen, der etwas bewegen kann. Dazu hilft es, mich damit auseinanderzusetzen, was meine Vergangenheit mit meiner Gegenwart zu tun hat, und mir eine Zukunft vorzustellen, für die es sich lohnt, dieses ewige *Jetzt* zu überwinden.

Denn Perspektive sei so mächtig, dass sie zu einer Weiterentwicklung meiner neuronalen Verbindungen führen könne. Sie kann mich in die Lage versetzen, neue Netzwerke zu kreieren und sie zu stärken. Für Lewis ist das Überwinden einer Sucht daher auch mehr als Genesung. Genesung würde bedeuten, zu einem früheren Stadium zurückzukehren. Das ist unmöglich, weil unser Hirn nichts vergisst. Aber darum geht es auch nicht. Es geht nicht um ein Zurück zum *Trinkenkönnen.* Es geht um Wachstum – auch hier im wahrsten Sinne des Wortes.

Denn Abstinenz führt laut Lewis nicht nur dazu, dass sich die verloren gegangenen Nervenzellen neu bilden. In den Bereichen, in denen es um Selbstbeobachtung, Selbstregulation, Selbstkontrolle und die Fähigkeit geht, Entscheidungen zu treffen, ist die Aktivität nach dem Überwinden einer Sucht sogar höher als zuvor. Was lerntheoretisch Sinn ergibt: Wer sich kognitiv ins Zeug legen muss, um dem Teufelskreis aus Verlangen und Kontrollverlust zu entkommen, der trainiert diese Netzwerke. Und was trainiert wird, verdichtet sich. So kann Abstinenz – ähnlich wie eine gemeisterte Krise – dazu führen, dass wir stärker stehen als je zuvor. Lewis nennt das »to outgrow one's addiction«, seiner Sucht entwachsen.

Für mich hat das sofort gepasst. Wachsen, mich weiterentwickeln, ein Leben, das *ich* neu erschaffe. Eines, in dem *ich* entscheiden kann – das ließ mir die Motivation in die Glieder schießen. Durch Lewis verstand ich etwas, das für meine Nüchternheit bis heute elementar ist:

Ich muss mich gar nicht ein Leben lang *gegen* etwas entscheiden, sondern *für* etwas. Für mich. Für das Leben, das ich führen will. Und so ist es mir mittlerweile auch schnuppe, ob ich trinken kann oder nicht. Ich will es gar nicht mehr.

Trauma und Alkoholsucht – die Frage nach der Reihenfolge

Die zweite fremde Geschichte geht auf die Psychoanalyse zurück, die einen völlig anderen Standpunkt einnimmt als die oben angesprochene biomedizinische Sichtweise. Sie sieht die Ursache meiner Sucht nicht im Körper, sondern in der Seele – und schreibt meine Geschichte so:

> *Mein Drang, Alkohol zu konsumieren, ist nicht dadurch entstanden, dass das Suchtmittel mich abhängig gemacht hat. Nein, meine Abhängigkeit ist Symptom einer dahinterliegenden seelischen Verletzung. Mit meinem Alkoholkonsum betäube ich den Stress, die depressiven Gefühle, die Scham, die Schuld und die Leere, die diese Wunde verursacht. Wahrscheinlich verbirgt sich hinter dieser Wunde etwas Traumatisches, das ich in meiner Kindheit erlebt habe. Um meine Sucht zu überwinden, muss ich das aufarbeiten.*

Dieser tiefenpsychologische Denkansatz geht auf Sigmund Freud zurück. Und auch auf diesem Feld hat sich eine Vielzahl an Theorien entwickelt. Für die einen ist Drogenkonsum zum Beispiel der misslungene Versuch eines kranken Ichs, sich selbst zu medikamentieren. Die anderen sehen in der Droge einen Ersatz für etwas, das früher gefehlt hat. Was sie alle eint, ist, dass sie Sucht als Ausdruck einer beschädigten Persönlichkeitsstruktur einstufen. Puh. Da stand ich nun wirklich wie der Ochs vorm Berg. Wo hatte ich denn eine seelische Wunde, die ich zu medikamentieren versuchte? Woran hat es mir in meiner Kindheit denn gefehlt?

Unter einem Psychotrauma versteht die Fachwelt normalerweise eine außergewöhnlich schwere seelische Verletzung, die dadurch entsteht, dass Menschen in Situationen geraten, denen sie sich derart hilflos und schutzlos ausgeliefert fühlen, dass das ihr Welt- und Selbstverständnis dauerhaft erschüttert. Hinter solchen Situationen verbergen sich sowohl Ereignisse wie Krieg, Vertreibung, Flucht, Natur- oder technische Katastrophen als auch körperliche und emotionale Misshandlung, sexuelle Übergriffe oder schwere Vernachlässigung.

Nun erlebte ich in meiner Kindheit allerdings weder Demütigung noch Gewalt. Ich wuchs in einem stabilen Land und ohne existenzielle Sorgen auf. Meine Eltern verbrachten Zeit mit mir, interessierten sich für mich, lachten über meine Witze und setzten sich mit meinen Gedanken auseinander. Sie trösteten mich, wenn ich traurig war, und freuten sich mit mir, wenn ich glücklich war. Sie haben mir vertraut, und ich konnte mich auf sie verlassen. Darüber hinaus hatte ich fürsorgliche Großeltern, nette Freundinnen und einen lieben Bruder. Ich hatte sogar überwiegend tolle Lehrerinnen und Lehrer. Ich fühlte mich wohl in meiner Haut und wohl in meiner Welt. Also das kann es eigentlich nicht gewesen sein.

Doch, sagen viele, vor allem auf Instagram und in der angelsächsischen Recovery-Blase. Und meistens beziehen sie sich dann auf einen kanadischen Mediziner namens Gabor Maté. Er veröffentlichte 2008 ein Buch namens *In the Realm of Hungry Ghosts*. Darin vertritt auch er die These, dass jegliche Form von Sucht auf irgendeine Form von schmerzhafter Erfahrung oder Stress zurückzuführen ist, zumeist im Baby- und Kleinkindalter. Dahinter müsse sich nicht zwangsläufig Missbrauch verbergen. Maté zufolge können Eltern ihr Bestes geben – und trotzdem die Grundlage dafür legen, dass ihre Kinder später süchtig werden. Zum Beispiel indem sie emotional nicht anwesend sind. Oder indem sie sich inkonsequent verhalten und dem Kind unberechenbar erscheinen. Oder indem sie ihre ungelösten Probleme unbewusst auf ihre Kinder übertragen. Oder auch schlichtweg dadurch, dass sie unter Stress stehen.

Was auch immer davon der Fall ist, Kinder überfordert das laut Maté so sehr, dass ihr Hirn die Fähigkeit, Emotionen zu regulieren, nicht richtig ausprägen kann. Das wiederum hinterlässt sie mit innerer Leere und Schmerz. Sucht entsteht dann laut Maté auf der Suche nach Möglichkeiten, diesen Schmerz zu betäuben, sich zu beruhigen, diese Leere zu füllen. Er schreibt: »The question is never ›Why the addiction?‹ but ›Why the pain?‹«

Why the pain?

Warum tut es weh? Die Frage erschien mir berechtigt, weil ich diese Leere und diesen Schmerz ja fühlte. Also durchforstete ich meine Vergangenheit. Könnten die Wochen rund um meine Geburt eine Rolle gespielt haben? Ich kam sieben Wochen zu früh zur Welt und verbrachte die erste Zeit mit Aufklebern auf den Augen in einem Brutkasten. Als meine Eltern dann endlich mit mir nach Hause konnten, bekam ich Keuchhusten. Es muss der Horror gewesen sein. Ein so kleines Wesen, ihr Kind, wieder und wieder kurz vorm Ersticken. Könnte es sein, dass die Erschöpfung meiner Eltern, ihr Schlafmangel, ihre Sorge um mich und ihre Verzweiflung mich damals so sehr überfordert haben, dass ich mich Jahrzehnte später wieder und wieder ausknockte? Aber was ist dann mit all der Zuwendung und Sicherheit, die sie mir geschenkt haben? Was ist mit all den unbeschwerten Jahren, die folgten? Und warum hat mein Bruder dann mit Sucht nichts am Hut? Ihn hätten meine Eltern mit ihrem ungewollten Stress doch genauso schädigen müssen.

Es passte nicht.

In aktuelleren Beiträgen fasst Maté den Traumabegriff noch weiter und dehnt ihn aus auf einen inneren Entfremdungsprozess, der entsteht, wenn emotionale Grundbedürfnisse in Konflikt zueinander geraten. In einem YouTube-Video namens »How Childhood Trauma Leads to Addiction« erklärt er das so: Menschen brauchen sowohl »Attachment« als auch »Authenticity«. Damit meint er zum einen das Bedürfnis nach Verbindung zu anderen – die für Babys und Kleinkinder überlebenswichtig ist. Zum anderen meint er damit das

Bedürfnis nach Verbindung zu uns selbst, zu unseren Gefühlen. Als Beispiel nennt er ein Kind, das vor dem Abendessen keine Cookies essen darf, wütend wird und von den Eltern gesagt bekommt: »Brave Kinder werden nicht wütend.« Beim Kind kommt allerdings an: Wütende Kinder werden nicht geliebt. Um das Bedürfnis nach Nähe zu befriedigen, unterdrückt es seine Gefühle und verliert so die Verbindung zu sich selbst. Zack, Trauma.

Ich weiß, dass Gabor Maté mit seiner Arbeit vielen geholfen hat. Und das freut mich von Herzen für alle, denen das so ging. Mir brachte er keine Antworten. Im Gegenteil. Er verunsicherte mich und hinterließ mich mit Fragen über Fragen. Meistens fing das an mit: *Mache ich mir etwas vor? Will ich da irgendetwas nicht sehen?* Gefolgt von: *Wenn selbst das, was meine Eltern mir gegeben haben, nicht reicht, was reicht dann? Wie in Herrgottsnamen soll ich dann meinen eigenen Kindern gerecht werden?* Gefolgt von: *Mal ganz im Ernst, findet nicht jeder von uns rückblickend Momente, in denen wir uns gefügt haben, um dazuzugehören? Sei's mit unseren Eltern, mit unseren Freunden oder in der Schule? Und sind nicht die meisten Eltern mal gestresst oder inkonsequent?* Gefolgt von: *Wenn wir den Traumabegriff derart aufweichen, ist dann nicht die ganze Welt traumatisiert?*

»Fast alles, was die Psychoanalyse über Alkoholismus sagt, ist verkehrt«

Ich fand meine Antworten schließlich in der Arbeit des Psychiaters und Harvard-Professors George E. Vaillant, dessen Buch *The Natural History of Alcoholism* auf dem Gebiet der Alkoholismusforschung als bahnbrechend gilt. Darin stellt Vaillant die Ergebnisse seiner sogenannten prospektiven Langzeitstudien vor. Heißt: Er beobachtete einige Hundert Männer über mehrere Jahrzehnte hinweg – und zwar auch schon, *bevor* ein Teil von ihnen eine Alkoholsucht entwickelte. Das macht insofern einen Riesenunterschied, als Menschen sich an ihre Vergangenheit anders erinnern, als sie war. Erst recht, wenn sie gezielt nach Belegen dafür suchen, von Beginn an schwer belastet gewesen zu sein. Sei es durch Depressionen oder Angststörungen, sei es durch eine unglückliche Kindheit oder eine schwierige Beziehung zu den Eltern. Bei Alkoholabhängigen fällt diese Form von Ursachenforschung auf besonders fruchtbaren Boden, weil sie ohnehin schon dazu neigen, das Problem überall zu suchen, nur nicht beim Alkohol. In Vaillants Worten klingt das so: »In retrospect, individuals often rationalized their slowly developing loss of control over alcohol use by citing past psychological trauma. Prospectively studied, however, abuse of alcohol usually predated the alleged trauma.«

Kurz: Normalerweise sind es nicht die Probleme, die zur Alkoholsucht führen. Es ist der Alkohol, der die Probleme schafft, die wir dann mit Alkohol betäuben. Die Sorgen, die Ängste, die Selbstzweifel, die Traurigkeit, die emotionale Unsicherheit, der Stress, der Schmerz und die Leere – sie entstehen in den allermeisten Fällen überhaupt erst dadurch, dass wir trinken.

Das widerspricht diametral dem, was die Psychoanalyse vertritt. Aber im Gegensatz zur Psychoanalyse kann Vaillant seine Aussagen mit klinischen *und* empirischen Daten belegen. Das Spannende an ihm ist zudem, dass er selbst sogar eine Ausbildung zum Psychoanalytiker durchlaufen hat. Er schätzt diese Disziplin also und hält sie für wertvoll, um gewisse Phänomene zu erklären. Nur Alkoholsucht zählt seiner Ansicht nach eben nicht dazu. In einem Interview aus dem Jahr 2005 sagte er: »I think psychoanalysis has contributed enormously to my education and to human knowledge about human beings. I think almost everything psychoanalysis has said about alcoholism has been (180 degrees) wrong.«

Ihm zufolge spielen Faktoren wie Genetik, Alkoholismus bei Angehörigen, Verfügbarkeit oder der Stellenwert, den Alkohol im Umfeld eines Kindes hat, eine Rolle, wenn es darum geht, ob sie später alkoholabhängig werden. Ob eine Kindheit glücklich war oder nicht, spielt keine. Auch familiärer Zusammenhalt und das Verhältnis zu den Eltern tun es nicht. Ähnlich verhält es sich laut Vaillant übrigens bei psychischen Erkrankungen wie Angststörungen und Depressionen. Auch sie gelten oft fälschlicherweise als Ursache einer Alkoholsucht. Fälschlicherweise, weil auch diese Erkrankungen bei Alkoholabhängigen in der Regel *Folge* ihres Alkoholkonsums und oft nach ein bis vier Jahren Abstinenz komplett verschwunden seien.

Ich habe im Zuge meiner Arbeit beide Seiten kennengelernt – und viele dazwischen.

Norbert

Meine größte Frage war für mich jahrzehntelang: warum? Das erste Mal habe ich von dir gehört, dass es mit dem Stoff und nicht mit einem/meinem Problem zu tun hat. Ich habe so lange gesucht. Meine Frau fragt mich auch dauernd: »Woher kommt das? Das musst du suchen.« Der Stoff … der ist es, nicht ich. All die Macken waren immer Folgen. Das ist die beste Erkenntnis.

Katharina

Ich habe mich jahrzehntelang als »kaputt« bezeichnet. Und tatsächlich bin ich auch mit denkbar schlechten Handkarten in diese Welt gekommen. Prügel, Missbrauch, Sektenzwang, Mobbing – das ganze Paket. Meine depressiven, verzweifelten und traurigen Phasen glaubte ich lange nur mit Alkohol überstehen und betäuben zu können. Meine innere Zerbrochenheit nur grob von außen flicken und überpinseln zu können, trotz langjähriger Therapien, Meditation, Kreativität und Spiritualität. Ich dachte: Mehr ist da echt nicht zu reparieren, die Verarbeitung ist abgeschlossen, ein Teil von mir ist für immer zerstört. Ist er nicht. Ich musste aufhören zu trinken, um diesen Teil wieder zu erreichen. Ihn zu sehen, zu akzeptieren und ihn endlich heilen zu können. Heute, ohne Alkohol, geht es mir so gut wie noch nie in meinem Leben. Ich fühle mich endlich ganz.

Christine

Ich hatte keine schöne Kindheit und wurde nur über Leistung definiert. Mir wurde eingetrichtert, dass ich nichts wert bin und nichts zu melden habe. Durch Perfektionismus wollte ich bestechen und war dadurch jemand, der ich gar nicht bin. Diese Minderwertigkeitsgefühle taten manchmal so weh, dass ich sie sogar als körperliche Schmerzen empfand. Das war der Grund, warum ich zu trinken begann. Ich konnte und wollte es nicht mehr spüren und aushalten. Auch ich habe mich für meine Sucht so unendlich geschämt. Bin aber dank dir und deiner Programme auf die Suche und das Finden zu mir selbst gestoßen. Und kann heute voller Überzeugung sagen: Ich bin gut, so wie ich bin.

Axel

Ich trinke, weil ich trinke. Es gibt in meinem Leben keine Traumata, und als psychisch krank würde ich mich auch nicht bezeichnen. Meine Eltern haben kaum getrunken, aber wenn, dann war es immer ein schöner Anlass. Ein Sonntagsessen, ein Geburtstag, ein warmer Sommerabend. Alles Situationen, deren Schönheit ich bislang immer mit Alkohol verknüpfte. Es ist wohl auch eine Aufgabe auf dem Weg in ein nüchternes Leben, solche Assoziationen neu zu knüpfen.

An diesen Stimmen zeigt sich schon, dass es nicht so leicht ist zu differenzieren. Und als ich einer befreundeten Psychologin Vaillants Ergebnisse zeigte, schrieb sie mir: »Per se zu sagen, Kindheit glücklich oder nicht, spiele keine Rolle, ist eine steile These. Und es gibt zahlreiche Studien, die dies nicht so sehen.« Ich verstehe, was sie meint. Und deshalb ist mir an dieser Stelle auch wichtig klarzustellen: Natürlich gibt es Menschen, die trinken, *weil* sie Ängste haben oder depressiv sind. Und natürlich gibt es Menschen, die trinken, *weil* sie traumatisiert sind. Gar keine Frage. Zum Beispiel eben Frauen, die sexuell missbraucht wurden.

Und hier offenbart sich auch der größte Kritikpunkt an Vaillants Arbeit: Er hat ausschließlich Männer untersucht. Das liegt daran, dass die erste Ausgabe von *The Natural History of Alcoholism* im Jahr 1983 erschienen ist. Die Teilnehmer seiner Langzeitstudie wurden also Anfang der 1940er ausgewählt, als in der Wissenschaft Alkoholismus bei Frauen noch kein Thema war. Zweifelsohne ein Manko, ähnlich wie bei Jellinek.

Für mich war Vaillants Arbeit dennoch wertvoll. Sehr sogar. Weil sie meine Ursache-Folge-Koordinaten geradegerückt hat. Weil sie mir gezeigt hat, was ich ahnte, aber vorher nicht auszusprechen wagte: *Alkohol* ist mein Kernproblem. Alkohol ist oft das Kernproblem. Der Beginn von psychischem Leid, Stress, Schwermut, Panik und Angst. Oder anders gesagt: Alkohol diskriminiert nicht. Es kann tatsächlich jeden treffen.

Es geht nicht darum, recht zu haben

Vielleicht gibt es eben nicht nur eine einzige richtige Komplexitätsreduktion, sondern immer gilt: Wie wir reinleuchten in diesen Urwald, so sehen wir etwas und können bestimmte Sachen erklären und andere nicht. Das wäre letztlich auch nicht so schlimm, wir dürfen nur keinen Grabenkrieg daraus machen, sondern müssen möglichst viele Aspekte zusammentragen.

Auch dieses Zitat stammt von Andreas Heinz. Er zeigt sich offen für andere Sichtweisen, und auch Wissenschaftler wie Michael Soyka arbeiten mit dem sogenannten biopsychosozialen Modell von Abhängigkeitserkrankungen. Das distanziert sich von einem Ansatz, der alles erklären kann, und spricht sich dafür aus, verschiedene Sichtweisen nicht in Konkurrenz zueinander zu betrachten, sondern als einander ergänzend. Es trägt also dem Umstand Rechnung, dass Alkoholabhängigkeit nie nur *eine* Ursache hat. Dass sie immer durch ein Bündel an genetischen, biochemischen, neurologischen, psychologischen, sozialen, politischen, ökonomischen, kulturellen, seelischen und emotionalen Faktoren entsteht. Dass sie ein hochkomplexes Gefüge aus Ursache und Wirkung ist. So komplex, dass niemand je recht haben wird.

Aber – und das begriffen zu haben war unglaublich wichtig für mich – es geht hier auch nicht darum, recht zu haben. Es geht auch nicht darum, es anderen recht zu machen. Es geht einzig und allein darum, einen Weg hinauszufinden aus dieser Hölle. Einen, der für die jeweiligen Betroffenen funktioniert.

Meine Geschichte

Ich habe angefangen zu trinken, weil ich erwachsen sein wollte. Ich sah, was für ein schönes Leben meine Eltern führen, und ich wollte so sein wie sie. Ja, mir gefiel auch, wie ich mich fühlte, wenn ich Wein getrunken habe, aber das stand am Anfang nicht im Vordergrund. Und ja, mir fiel auch damals schon auf, dass ich deutlich mehr vertrage als meine Freundinnen, aber erst als Partys wichtiger wurden als Sport, als ich dicker wurde, mich immer hässlicher fühlte, einen Freund wollte, aber keinen fand, den ich wirklich mochte – erst da fing ich an, mich falsch zu fühlen und an mir zu zweifeln. Und da fing ich dann auch an zu genießen, dass Alkohol mich für ein paar Stunden von diesen Selbstzweifeln zu befreien schien. Ich wusste nicht, dass er sich damals bereits langsam daranmachte, meine psychische Gesundheit zu unterwandern. Mir war nicht klar, in welchen Teufelskreis ich mich begab. Dass ich die Zweifel nicht betäubte, sondern heranzüchtete. Die Totalabstürze mehrten sich.

In meinen Zwanzigern waren Traurigkeit und Sehnsucht schon fester Bestandteil meines Lebens. Je länger und intensiver ich trank, desto wertloser, überforderter und leerer fühlte ich mich. Desto weniger wusste ich, wer ich eigentlich bin. Und desto verbitterter blickte ich auf diese Welt mit all ihren Ungerechtigkeiten. In diesen Jahren haben die Veränderungen, die mein Alkoholkonsum in meinem Hirn verursacht hat, dazu geführt, dass ich einen Großteil meines Alltags auf Trinkgelegenheiten hin ausrichtete. Ich ging schön essen, um Wein trinken zu können. Ich lernte für eine Prüfung, um danach feiern zu können. Machte Party, um mich abschießen zu können. Ein Leben ohne Alkohol konnte ich mir schon lange nicht mehr vorstellen. Wenn Menschen mir sagten, dass sie nicht trinken, war mir das unbegreiflich. Freude, Belohnung ohne Alkohol? Gab's für mich nicht mehr.

Mit Ende zwanzig steckte ich so tief drin, dass Alkohol trinken für mich die einzige Möglichkeit war, um überhaupt noch abzuschalten – von der Arbeit und vom Affenzirkus in meinem Kopf. Ich stand so krass unter Druck, dass ich mich heute noch frage, wie ich das überhaupt ausgehalten habe. Ich war dauergestresst, dauerunsicher, dauerunzufrieden, dauerverliebt in irgendwelche Männer und süchtig.

Vor allem das letzte Jahr meiner Abhängigkeit verbrachte ich in einem permanenten Zustand von Bedrohung. Ich spürte, dass ich kurz davor war, alles vor die Wand zu fahren. Spürte, dass es bald knallen würde. Aber ich war unfähig einzugreifen. Und ich glaube – ohne mir jetzt anmaßen zu wollen, das mit so grausamen Erfahrungen wie Krieg oder Misshandlung gleichzusetzen –, ich glaube, meine Alkoholabhängigkeit war für mich traumatisch. Wenn Trauma bedeutet, dass ein Ohnmachtsgefühl erschüttert, wie ich auf mich selbst und auf die Welt blicke, dann war ich traumatisiert. Traumatisiert von einer Sucht, die mich zu einem emotionalen Wrack gemacht hatte.

Und hier schließt sich der Kreis. Denn schlussendlich ist es egal, ob wir reingeraten sind, weil wir so geboren wurden, weil die Droge unser Hirn manipuliert hat oder weil wir es uns angewöhnt haben. Und schlussendlich ist es auch egal, ob wir trinken, weil wir Probleme hatten. Oder ob wir Probleme haben, *weil* wir trinken: Wenn wir aufhören, stehen wir vor einem Schlachtfeld. Dann geht es für alle Betroffenen darum, Dinge aufzuarbeiten, aufzuräumen und zu heilen. Dann geht es darum, der Sucht etwas entgegenzusetzen, eine Verbindung zu uns selbst zu finden und unseren Blick auf die Welt zu korrigieren.

7

Aber ohne Alkohol bin ich gesellschaftlich erledigt

Ein anderes Verständnis von Glück

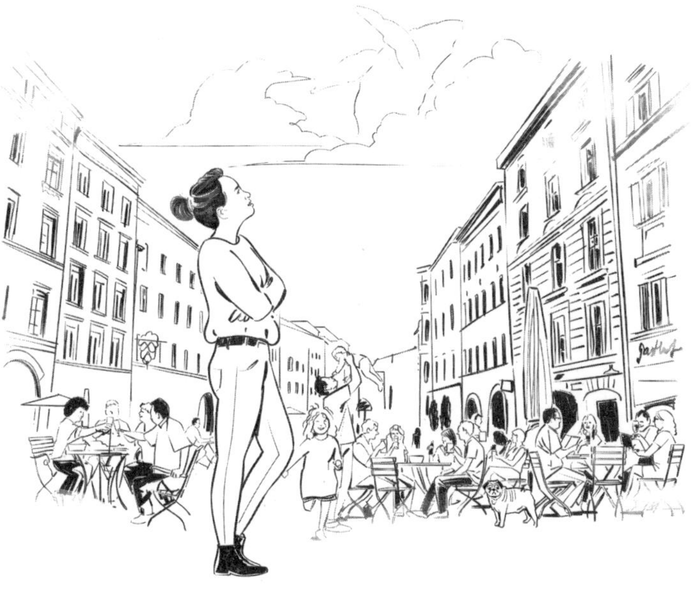

Ich stehe im Kuhstall und baue mein Stativ auf. Die Bäuerin treibt ihre Kühe zum Melken. Es ist 5:30 Uhr und noch dunkel draußen. Ich bin topfit, lasse meine Kamera einrasten und stelle das Bild scharf. *Muh. Muuuhhhhh.* Die Kühe kommen angelaufen und reihen sich rechts und links von mir auf. Sie stehen rund eineinhalb Meter erhöht, ihre Euter auf Augenhöhe. *Flup, flup, flup, flup*, die Bäuerin bringt die Vakuumrohre an den Zitzen an. Morgen fliegt sie nach New York, um in der Carnegie Hall aufzutreten. In ihrer Freizeit singt sie nämlich in einem Ensemble des Stardirigenten Enoch zu Guttenberg und tourt durch die angesehensten Konzerthäuser dieser Welt. Was für eine fantastische Geschichte. Ich nehme mein Stativ und gehe Richtung Euter, um eine Nahaufnahme zu machen.

»Obacht.«

Ich bin so konzentriert, dass ich's zu spät höre. Stattdessen fühle ich's. Warme Spritzer in meinem Gesicht. Nein, oder? Ich schaue die Bäuerin an: »Mein Equipment ist vollgeschissen.«

Sie arbeitet weiter und antwortet, dass das »fei« passieren könne, wenn man so nah rangeht. *Flup, flup, flup*. Ich muss lachen, sie auch. Dann gibt sie mir einen Lappen und sagt: »So, jetzat gibt's Frühstück.«

Als wir den Stall verlassen, stockt mir der Atem. Die Sonne geht gerade auf, die Alpen liegen vor mir, und der Himmel darüber leuchtet pink. Pink! Ich bleibe stehen. Unglaublich, wie schön es hier ist. Meine Bäuerin ist schon fast am Haus. »Ich saß auch mal in der Carnegie Hall«, rufe ich ihr zu und laufe hinterher.

Es fühlt sich an wie ein anderes Leben.

Vor ein paar Wochen bin ich von München nach Rosenheim gezogen, um für den Bayerischen Rundfunk aus der Region zu berichten. Ich verbringe meine Tage also damit, durch die Gegend zu düsen, um Online-, Fernseh- und Radiobeiträge zu produzieren. Mal filme ich im Steinbruch, mal am Tegernsee, mal auf Skipisten, mal auf Demos. Mal schneide ich im Rathaus, mal im Auto, mal im Gericht. Und oft natürlich auch in dem kleinen BR-Studio hier, das ich mir mit meiner neuen Kollegin teile. Sie hilft mir bei der Wohnungssuche, und an meinem ersten Arbeitstag begrüßt sie mich mit Blumen. Ich schließe sie sofort ins Herz, ich liebe meinen Job – und verliebe mich in Rosenheim. Obwohl eine oberbayerische Kleinstadt so ziemlich das war, was ich nie wollte, blühe ich hier auf. Nicht in Manhattan, sondern hier, wo meine Bäckerin mich begrüßt mit: »Na, heut früh fort gewesen?« Wo mir auf der Straße ständig dieselben Menschen begegnen und mein Nachbar unerwartet klingelt, um mir Pakete vorbeizubringen.

Früher hätte ich diese Intimität gehasst, immer in Panik aufzufliegen. Nun bade ich in dem Gefühl, nichts verstecken zu müssen. Berausche mich daran, rechtschaffen zu sein und mit hochkonzentriertem Kopf arbeiten zu können. Ich könnte platzen vor Energie. Und es verblüfft mich, was ich plötzlich alles wahrnehme. Unglaublich, wie freundlich viele Menschen sind. Wie meine Bodylotion duftet. Was für einen Unterschied es macht, schöne Bilder an der Wand hängen zu haben. Wie gut es tut, sich in Bücher zu vertiefen. Und dann diese Wolken! Diese hinreißenden bayerischen Wolken. Hab ich vorher nie gesehen. Mein Leben bekommt seine Details zurück, und es geht mir so viel besser.

Doch es liegt auch noch vieles im Argen. Ich fühle mich noch immer getrieben, noch immer entwurzelt. Seit ich nicht mehr trinke, erbreche ich mich zwar nicht mehr, aber es gibt nach wie vor Tage, an denen ich mich vollstopfe. Wenn der Druck in mir zu groß wird. Oder wenn die Leere kommt. Und sobald das Stichwort »Alkohol« fällt, kriege ich Herzklopfen und rote Flecken auf dem Dekolleté.

Statt zu sagen: »Ich trinke nicht, aber ich würde mich trotzdem gern mit dir anfreunden«, weiche ich aus, wenn meine neue Kollegin mich fragt, ob wir bald mal ausgehen wollen. Wenn mir nach Drehs jemand ein Bier anbietet, denke ich mir einen Termin aus, zu dem ich noch muss. Ich entwickle ein Gespür dafür, wie ich Menschen dazu bekomme, nicht nachzufragen. Die Wahrheit sage ich nie.

Wir schreiben das Jahr 2016. Sogar in den USA steckt das sogenannte Sobriety Movement noch in den Kinderschuhen – also jene Bewegung, die Nüchternheit als Lebensstil feiert. Und ich lebe nicht in den USA, sondern in Deutschland, wo Alkoholabhängigkeit zu den letzten großen Tabus zählt. Wenn du ein Problem hast, hast du anonym zu sein und zu bedauern, dass du nicht mehr trinken kannst. Von meiner Vergangenheit wissen Markus, meine Eltern, mein Bruder und zwei meiner engsten Freundinnen. Ich habe nicht vor, daran etwas zu ändern. Allein der Gedanke, das hier irgendwem zu erzählen, schnürt mir die Kehle zu. *Wenn die wüssten, wer du noch vor ein paar Monaten warst, wäre dein Ruf ruiniert. Deine Karriere beendet. Dann würde alles einstürzen, wofür du so lange geschuftet hast.*

Also gehe ich nach der Arbeit allein nach Hause. Vorbei an den Wirtshäusern, in denen sie sitzen und einander zuprosten. Und dann wird mein Herz mir schwer. Gar nicht mal, weil ich trinken will. Den Alkohol vermisse ich erstaunlicherweise kaum noch. Nein, es wird schwer, weil mir in solchen Momenten bewusst wird, wie viel ich doch noch zu verheimlichen habe. Im Grunde führe ich noch immer ein Doppelleben. Tue noch immer so, als würde es da kein Alkoholproblem geben. In solchen Momenten scheint meine Vergangenheit nach meinem neuen Leben zu greifen wie eine kalte Klaue. Die mich einfach nicht loslässt, mich immer noch ausklammert. Am liebsten würde ich diesen Teil aus mir rausreißen. Es ist zum Verrücktwerden. Ich sehne mich so sehr danach, echt zu sein. Aber wie soll das funktionieren, wenn ich verstecken muss, wer ich bin?

Entschuldigung, ich bin ein Fehler

Zum Glück stieß ich in dieser Zeit auf den legendären TED-Talk »The Power of Vulnerability«, in dem eine Wissenschaftlerin namens Brené Brown über die Macht der Verletzlichkeit spricht. Brown forscht in Houston zu den Themen Scham, Verletzlichkeit, Mut und Empathie. Scham ist ihr zufolge dieses unglaublich schmerzhafte Gefühl, nicht gut genug zu sein und deshalb nicht dazuzugehören. Scham ist die Angst davor, nicht geliebt zu werden, wenn andere über einen bestimmten Aspekt unseres Lebens Bescheid wüssten. Abgesehen von Soziopathen, sagt Brown, wissen wir alle, wie Scham sich anfühlt. Und wir alle neigen dazu zu verschweigen, wofür wir uns schämen. Doch dort, im Verborgenen, potenziert sie ihre Macht über uns, mit fatalen Folgen.

Um zu verdeutlichen, was Scham so toxisch macht, verweist Brown auf den Unterschied zu Schuld: »The thing to understand about shame is, it's not guilt: Shame has a focus on ourselves, guilt on behavior. Shame is: I am bad. Guilt is: I did something bad.« Der grundlegende Unterschied ist der zwischen Tun und Sein. Schuld bedeutet: Entschuldigung, ich habe einen Fehler gemacht. Scham bedeutet: Entschuldigung, ich bin ein Fehler. Schuld ist unangenehm, aber hilfreich, weil sie dazu führt, dass wir unser Verhalten ändern. Scham hingegen zersetzt laut Brown jenen Teil von uns, der uns glauben lässt, dass wir es besser machen können. Sie lähmt. Anstatt etwas zu ändern, ziehen wir uns zurück, machen uns nieder – oder machen andere nieder. Vor diesem Hintergrund bezeichnet Brown Scham als Epidemie unserer Kultur. Als Seuche, die in direktem Zusammenhang steht mit Abhängigkeit, Depression, Essstörungen, Kummer, Gewalt und krankhafter Angst.

Aber es gibt einen Weg, die Macht der Scham zu brechen. Browns Forschung hat gezeigt, was hilft: reden. Verletzlichkeit zulassen. Sich zeigen. Scham kann nicht überleben, wenn wir Licht auf sie werfen.

Wir können sie überwinden, indem wir darüber sprechen, was uns quält. Wenn wir anfangen, unsere Geschichte zu erzählen und dazu zu stehen, gelangen wir auf die andere Seite von Scham. Und da wartet Selbstwert. Also die Überzeugung, Liebe und Zugehörigkeit zu verdienen, egal, was andere sagen. Ich vertiefte mich in Browns Arbeit und merkte: Das ist es. Um echt zu sein, muss ich durch diese verschissene Scham durchwaten.

Aber Theorie hat mir schon immer besser gefallen als Praxis.

Du brauchst Freunde

»Danke, Markus, mir geht's gut. Ich arbeite, lese, übe Yoga, gehe wandern. Joa«, sage ich ins Telefon.

»Bist du immer allein?«

»Bei der Arbeit nicht.«

»Das zählt nicht. Ist ja schön, dass du so viel liest, aber du brauchst Freunde. Schmeiß Tinder nochmal an.«

»Niemals!«

Mit Tinder bin ich durch. Ich kann nicht zählen, wie viele Dates ich über diese App angezettelt habe. Tinder und meine Alkoholzeit gehören in meinem Kopf zusammen. Tinder steht für mich für die verzweifelte Suche nach einem Leben, das ich will, aber nicht auf die Kette bekomme.

»Versuch's einfach. Schreib in deinen Profiltext irgendwas, das klarmacht, dass du keine Partnerschaft suchst, keine Barnächte, keinen Sex, sondern Freundschaften. Und dann gehst du mit den Typen wandern oder so. Im besten Fall findest du Freunde, ansonsten fällt bestimmt noch eine Story ab.«

Jetzt hat er die Journalistin in mir geweckt. Auch in München habe ich die App nicht nur genutzt, um nach Liebe zu suchen. Sie war für mich auch immer eine Plattform, um neue Themen zu finden. Kaum etwas eignet sich so gut wie Tinder, um seiner eigenen Blase zu entkommen und Menschen kennenzulernen, die man sonst nicht kennengelernt hätte. Ich erinnere mich daran, wie gut mir das gefiel. Das alte Kribbeln, die alte Neugier machen sich in mir breit. Also reaktiviere ich meinen Account, schreibe irgendetwas super Unverfängliches in meinen Profiltext und wische jeden nach rechts, der mir einigermaßen freundlich erscheint.

Freunde fand ich nicht. Ich fand Stefan.

Anonymität – Schutz oder Hindernis?

Er ist zwei Jahre jünger als ich und hat eines der unattraktivsten Profile, das ich je gesehen habe. Seine Fotogalerie besteht aus einem Selfie vor einem Oldtimer, einem Selfie im Wald und einem Comicvogel. Unsere Konversation startet ähnlich spannend:

»Na, wie geht's dir?«

»Gut, danke. Und dir?«

»Mir auch. Bin jetzt zwei Wochen auf Kuba. Danach Lust auf einen Kaffee?«

»Klar, bis dann.«

Na, immerhin Kaffee. Vielleicht ist das der Grund, warum ich zusage, als er aus Kuba zurück ist. Interesse ist es jedenfalls nicht.

Ich sitze im Café und lese. Mein Handy brummt: »Sorry, verspäte mich zehn Minuten.« Ich hab schon ein Sprudelwasser bestellt, sonst wäre ich gegangen. Ich hasse Unpünktlichkeit, finde sie respektlos. Ich versuche weiterzulesen, aber ich bin zu sauer. Als er reinkommt, verfliegt mein Ärger. Mir schießen Schmetterlinge durch den Bauch. *Oh mein Gott, wie attraktiv ist der denn? Was sind das bitte für Fotos?* Er entschuldigt sich nochmal dafür, dass er zu spät ist, und erklärt irgendwas. Ich verstehe: nichts. Er spricht tiefstes Bayerisch. Wir fangen an, uns zu unterhalten. Er wechselt auf das, was er Hochdeutsch nennt, aber ich verstehe noch immer maximal die Hälfte und frage alle paar Sätze nach, was er meint. Bis ich irgendwann einfach in diese ehrlichen blauen Augen schaue. *Scheiß drauf, vielleicht muss man nicht immer alles verstehen.*

Ich fühle mich seltsam ungezwungen. Denke kaum darüber nach, wie ich wirke, sondern erzähle einfach, was ich hier schon erlebt habe. Sein Lachen schallt durchs Café, als ich von meinem Erlebnis im Kuhstall spreche. Er fragt nach, als ich von dem großen Gerichtsprozess erzähle, über den ich gerade alle paar Tage berichte. Und er freut sich für zwei junge Kerle, die ich porträtiert habe, weil sie mit einem lokalen Start-up wiederverwertbare Kaffeebecher auf den Markt bringen. Nach einer Zeit höre ich mich rein in sein Bayerisch. Er ist Software-Ingenieur, arbeitet für eine kleine Unternehmensberatung in Garching, kommt vom Dorf und hat keine Freundin. Er erzählt von seiner Arbeit und erläutert mir die digitalen Herausforderungen, vor denen mittelständische Firmen hierzulande stehen. Er philosophiert darüber, dass Algorithmen nie neutral sind, weil sie unweigerlich die Haltung derjenigen widerspiegeln, die sie programmieren. Er erzählt von seinen drei kleinen Nichten und von den Schafen, die er beobachtet, wenn er den Kopf freibekommen möchte.

Ich fühle mich so wohl mit ihm, dass ich ein paarmal fast abgebogen wäre zu den Themen, die mich tief im Innern bewegen. Aber ich gehe auf Nummer sicher und bleibe auf Smalltalk-Ebene. Erzähle ihm nicht, dass ich gerade mal seit vier Monaten nüchtern bin. Sage nicht, wie unsicher ich mich jenseits meiner Rolle als Reporterin fühle, weil ich überhaupt keine Ahnung habe, wer ich ohne Alkohol bin und wie ich mich zu verhalten habe. Dass ich mich so gern an Regeln halten würde, aber dass sich die Regeln in meinem Kopf so falsch anfühlen. Ich erzähle nicht davon, wie sehr Brené Browns Forschungsergebnisse mich aufwühlen. Weil ich mich jetzt frage, ob meine Anonymität mich wirklich schützt – oder ob sie mir nicht vielmehr im Weg steht. Ich erzähle ihm nicht, dass ich Angst habe, für immer allein zu bleiben. Dass ich gern Kinder hätte, aber nicht glaube, dass Kinder mich gern als Mutter hätten. Ich erzähle ihm nicht, dass ich gestern mal wieder zwei Döner und drei Stücke Kuchen gegessen habe, um diesen Druck in mir zu lindern.

Wir verabreden uns zum Wandern. Bei der Verabschiedung umarme ich ihn so fest, dass er mich etwas irritiert anschaut.

»Bis Samstag«, sagt er. »Ich hole dich um 10 Uhr ab.«

Eine Stunde später brummt mein Handy wieder: »Fand's schön mit dir, freue mich aufs Wandern.«

Nach einer Stunde? Keine drei Tage warten, keine Unsicherheit, keine Spielchen? Ich springe vor Freude in die Luft. Dieser Nerd mag mich, und er ist so souverän, mir das zu zeigen. Ich bin verliebt. Und schon verkrampft sich mein Magen. *Mann, Brené! Mag ja sein, dass es hilft, über das zu sprechen, für was wir uns schämen. Aber wenn ich diesem hinreißenden Mann erzähle, wie kaputt ich bin, dann geht der!* Fuck.

Okay

Ein paar Tage später wandern wir durch den Novembernebel, doch von Ungezwungenheit sind wir weit entfernt – ich zumindest. Einmal renne ich fast vor ein Auto, weil ich so durch den Wind bin. Stefan erzählt. Keine Ahnung, wovon. Ich bin woanders: *Mag er mich so sehr, dass ich es ihm sagen kann? Oder soll ich's noch verheimlichen? Wenn er mich besser kennt, merkt er vielleicht, dass ich trotz allem nett bin.*

Stefan erzählt weiter. Er ist voll drin in seiner Geschichte, demonstriert irgendwas mit seinen Armen, lacht sein wunderschönes Lachen und schiebt mich währenddessen rechts neben sich, weil ich schon wieder fast auf die Straße gelaufen wäre. *Ich kann es ihm nicht sagen, er ist so süß, so ehrlich. Er ist so unschuldig. Mann, ich will auch ehrlich sein. Ich muss es ihm sagen.*

Aber ich bringe es nicht übers Herz. Stundenlang nicht. Als er sein Auto vor meiner Tür parkt, werde ich hektisch. Er muss es einfach wissen.

»Hast du Lust auf Kürbiscremesuppe?«

Hat er. Wir gehen hoch, und ich fange an zu kochen. Als die Teller vor uns stehen, starre ich ihn an. Schwierig waren diese Beichten bis jetzt immer. Nun kommt es mir allerdings so vor, als würde ich gleich in Ohnmacht fallen. Mein Herz schlägt so laut, dass ich kaum meine Stimme hören kann. Ich halte mich am Tisch fest. Stefan schaut auf. »Was ist?« *Raus damit!*

»Du, ich hatte ein Alkoholproblem und bin erst seit vier Monaten nüchtern.« Stefan verzieht keine Miene.

Er sagt: »Okay.«

Hä?

Ich verstehe seine Reaktion nicht. Ich hätte wirklich damit gerechnet, dass er anfängt, nach Gründen zu suchen, meine Wohnung zu verlassen, und sich nie wieder meldet. Oder dass er um Bedenkzeit bittet und sowas sagt wie: »Hm, ich weiß nicht, ob das dann so passt.« Oder zumindest, dass es anders wird zwischen uns. Dass sich das Kräfteverhältnis verschiebt und ich plötzlich diejenige mit dem Makel bin. Dass es ungleich wird. Aber nein. Okay.

»Macht dir das keine Angst?«, frage ich.

»Es würde mir Angst machen, wenn du wieder trinken würdest. Aber ist doch toll, dass du aufgehört hast.«

Ich fühle mich plötzlich, als hätte ich noch nie so viel Luft zum Atmen gehabt. Keine Sekunde später schießt es aus mir raus:

»Du, ich hab das noch nie jemandem erzählt, aber ich würde SO gern einen Podcast zu dem Thema starten. Weißt du, mir haben Podcasts voll dabei geholfen aufzuhören. Und auf Deutsch gibt es sowas noch nicht.« Doch noch bevor er überhaupt etwas dazu sagen kann, mache ich meine Idee runter. »Aber ich kann mich ja schlecht da hinstellen und von meiner Alkoholsucht erzählen. Mal ganz davon abgesehen, dass ich wohl kaum Interviewpartner fände. Als ob Leute da öffentlich mit mir drüber sprechen würden.«

Ich komme mir bescheuert vor. Dieses Hirngespinst schwirrt schon seit ein paar Wochen in mir herum. Ich muss es mir dringend aus dem Kopf schlagen.

»Find ich cool mit dem Podcast. Wie würdest du das technisch umsetzen?«

Stefan ist anders als alle Männer, die ich zuvor kannte. Was die Gesellschaft denkt, interessiert ihn zwar, aber wie er sich fühlt und wie er handelt, hängt nicht davon ab. Wie man schon immer dachte, was man schon immer machte, das ist für ihn einfach kein Maßstab. Was andere von ihm halten könnten, erst recht nicht. Er orientiert sich an seinen Überzeugungen und daran, was den Menschen wichtig ist, die er liebt. Und wenn er jemanden liebt, entwickelt er ein unglaubliches Gespür dafür, was für denjenigen zählt. Er ist der Typ, der sich neben sein wutentbranntes Kind in die Fußgängerzone legt, um zu zeigen: Es ist okay, wie du dich fühlst, ich bin da. Mich hat dieser sanfte Ungehorsam von Anfang an fasziniert. Und rückblickend betrachtet wohl auch deshalb angezogen, weil er mir mit dieser Einstellung Raum verschafft hat, eine Vorstellung von mir loszulassen und die zu werden, die ich wirklich bin. Er hat auch mir mit seiner Art das Gefühl gegeben: Egal, was da bei dir zum Vorschein kommt, es ist okay.

Gesicht zeigen

Ein paar Tage nach meiner Kürbiscremesuppenbeichte zieht Stefan bei mir ein. Ein paar Wochen später bin ich schwanger, ein paar Monate danach heiraten wir. Je besser ich ihn kennenlerne, desto besser gefällt er mir. Aber eine Sache nervt.

»Was ist eigentlich mit deinem Podcast?«

Ich kann nicht zählen, wie oft er mir diese Frage in unseren ersten gemeinsamen Jahren gestellt hat. Direkt oder indirekt. Denn manchmal schickte er mir auch einfach Links zu Mikrofonen, Serverlösungen, Interview-Setups oder Ähnlichem. Jedes Mal fing ich an, mir auszumalen, wie das wohl wäre. Wie schön das wäre. Und dann ärgerte ich mich. *Er weiß doch, dass ich das nicht machen kann. Hallo? Ich stehe in der Öffentlichkeit. Ich will ernst genommen werden. Ich will berichten. Mit diesem Podcast wäre ich nur noch die mit dem Alkoholproblem.*

Wenn ich ihn fragte, warum er immer wieder damit ankommt, sagte er: »Weil offensichtlich ist, dass dir kaum etwas so wichtig ist wie dieser Podcast. Weil ich glaube, dass er dir guttun würde. Und weil ich glaube, dass du genau die Richtige bist, um sowas zu starten.«

Wenn ich ihm sagte, dass ich Angst vor beruflichen Konsequenzen habe, fragte er: »Warum? Entweder es hat Erfolg, oder es versendet sich.«

Heute weiß ich, dass Scham auch dazu führt, dass wir eine Art Tunnelblick entwickeln und überall Bedrohungen ausmachen. Damals hielt ich solche Aussagen für naiv. Meine Branche erschien mir gnadenlos. Ich fürchtete das Urteil meiner Kollegen und hatte wahnsinnige Angst davor, unten durch zu sein. Und da war noch etwas, das mich zurückhielt: unsere Tochter. Sollte sie denn wirklich als die aufwachsen, deren Mutter alkoholabhängig war? Doch sogar darin sah Stefan kein Problem: »Im Gegenteil. Ich sehe eher ein Problem, wenn du's nicht machst. Weil das deinem Heilungsprozess im Weg stünde. Und das würde der Kleinen viel mehr schaden als irgendein Urteil von außen.«

So ging das monatelang. Stefans Argumente arbeiteten in mir. Irgendwann war ich so weit, dass ich überlegte, den Podcast unter einem Pseudonym zu starten. Aber die Idee verwarf ich wieder. Je tiefer ich einstieg in die wirtschaftlichen, politischen und kulturellen Hintergründe meiner Abhängigkeit, desto klarer wurde mir, wie wichtig es sein würde, Gesicht zu zeigen. Weil dieses Totschweigen eine toxische Atmosphäre schafft, in der sich all die Irrtümer über Alkoholabhängigkeit wieder und wieder reproduzieren. Was dazu führt, dass etliche Menschen Jahre, wenn nicht gar Jahrzehnte ihres Lebens unnötigerweise leiden. Wenn ich mich nicht zeige, würde ich etwas unterstützen, was ich für grundfalsch halte. Also nein. Wenn, dann richtig.

Eine neue Sichtweise einbringen

Was neben Stefan und meinen Recherchen schließlich dazu beigetragen hat, dass ich diesen Schritt gegangen bin, war meine emotionale Aufräumarbeit. Ich arbeitete mich ein in Themen wie positive Psychologie und Verhaltenspsychologie, Persönlichkeitsentwicklung, Yoga und Achtsamkeitsforschung. Ich machte mich daran, auszuprobieren und zu kombinieren, mein Denken und meinen Alltag umzukrempeln, mir eine neue Geisteshaltung zu verpassen. Kurz: Ich kümmerte mich darum zu heilen.

So begriff ich, was es heißt, dass ich nicht alles glauben muss, was ich denke. Und dass ich beeinflussen kann, wie ich mich fühle. Ich schaffte Struktur, trainierte mir Gewohnheiten an, die mich stärken, und übte, Verantwortung für mich zu übernehmen, indem ich anfing, mich zu bemuttern – im positivsten Sinne des Wortes. Wieder und wieder und wieder übte ich, freundlich zu mir zu sein und Mitgefühl für mich zu haben, anstatt mich selbst herunterzumachen. Ich verstand, dass es einen Unterschied gibt zwischen Optimierung und Heilung. Und dass Heilung Zeit braucht. Ich sah, dass ich nicht alles auf einmal in Angriff nehmen muss. Dass es reicht, jeden Tag ein bisschen zu machen. Hauptsache, ich bleibe dran. Ich gewöhnte mir an, lösungsorientiert zu denken, aus meinen Rückschritten zu lernen und stolz auf meine Fortschritte zu sein. Und je länger ich das alles machte, desto stärker wurde das Gefühl, dass ich mir vertrauen kann. Nicht nur, was meine Abstinenz angeht. Sondern auch, was mein Leben betrifft. Meine Intuition, meine Ansichten und Überzeugungen.

Deren Botschaft war deutlich: Alles an diesem Podcast fühlte sich richtig an. Und so viel sprach dafür. Ich wollte dazu beitragen, die Wunden zu schließen, die der Alkohol unserer Gesellschaft zufügt. Ich sehnte mich danach, eine neue Sichtweise einzubringen in diesen verkrusteten deutschen Diskurs, der viel zu holzschnittartig geführt wurde und unzählige blinde Flecken hatte. Und in dem – was echt nicht sein kann! – völlig untergeht, wie großartig es sich anfühlt, nüchtern zu sein.

Das war die eine Seite.

Mir war aber auch klar, dass Stefan recht hatte. Dieses Projekt zu realisieren war Teil meines Heilungsprozesses. Ich hatte die Möglichkeit, meine Stärken und Fähigkeiten für etwas einzusetzen, das die Welt ein bisschen besser macht. Es hätte mir im Weg gestanden, das nicht zu tun. Zumal das Einzige, was dagegensprach, meine Angst vor dem Urteil anderer war. Also stand mir ganz offensichtlich noch immer meine Scham im Weg. Diese elende, elende Scham. Diese elende Angst, nicht zu genügen. Ich hoffte, sie mit diesem Podcast endgültig besiegen zu können. Das war die andere Seite. Ich suchte den Befreiungsschlag.

Bei einem Inn-Spaziergang im Herbst 2018 sagte ich: »Schnucki, ich mach's. In einem Jahr geht der Podcast live.«

Von da an sprang ich morgens um 4 Uhr aus dem Bett und legte los. Nicht einen einzigen Morgen war mir das zu viel. Ich liebte diese Stunden, war im Flow, meine Ideen sprudelten. Und so entwarf ich parallel zur Arbeit am Podcast noch ein Online-Programm, das Menschen im Graubereich zwischen Genusstrinken und körperlicher Abhängigkeit in den ersten nüchternen Wochen an die Hand nehmen sollte. Und während ich da Morgen um Morgen saß, spürte ich oft so etwas wie Seelenfrieden. Weil mir so sinnvoll erschien, was ich da kreierte. Weil ich mich mit mir und der Welt im Reinen fühlte. Mein innerer Druck ließ nach. Und dann, kurz bevor der Podcast live ging, bemerkte ich etwas Unglaubliches: Das Ziehen in meinem Bauch war weg. *Wow*, dachte ich. *Das gehört gar nicht zu mir. Es war einfach nur ein Zeichen.*

Als *Ohne Alkohol mit Nathalie* und mein 30-Tage-Programm dann am 1. Oktober 2019 an den Start gingen, war ich gespannt, aber ruhig. Ich spürte Vorfreude, war glücklich, mein Werk endlich zu veröffentlichen. Aber keine Spur mehr von: *Oh mein Gott, jetzt entscheidet sich mein Leben.* Wobei es genau das tat. Denn die Resonanz war überwältigend.

Viola

Ich bin so begeistert von deiner jungen, frischen Art, mit dem Thema umzugehen, dass ich gar nicht genug davon kriegen kann. Das gibt mir sehr viel Kraft und vor allem Selbstbewusstsein. Ich kannte den Umgang mit der Alkoholabstinenz bisher nur in einer sehr angestaubten, düsteren und immer auch sehr männlichen Art, die einen immer dazu verleitete, sich wegzuducken. Jetzt lerne ich: Man kann da auch ganz anders rangehen! Kopf hoch, Brust raus und: Jippieh, ich bin nüchtern!

Claudia

Das ist SO MUTIG, was du da gemacht hast. Du bist so vielen Menschen eine so große Hilfe. Weil du mit dem Stereotyp aufräumst und uns zeigst, dass die Sucht mitten unter uns ist. Unter uns Pressesprechern, Journalisten, Lehrern, Professoren, Künstlern … und eben nicht nur im letzten Winkel Neuköllns in den runtergerockten Hochhaussiedlungen oder auf einer Parkbank. Nein, sie hat sich breitgemacht in unseren eleganten Altbauwohnungen und ausgebauten Fabriketagen. Mich ermutigt das so sehr, auch das Tabu zu brechen. Auch darüber zu reden oder etwas »zu machen«. Du bist mit deinem Tabubruch, mit deiner Offenheit, deiner Stärke und deiner Klarheit ein großes Vorbild. DANKE dafür.

Markus

Insbesondere in den letzten drei Jahren habe ich wirklich versucht, vom Alkohol wegzukommen. Alle Versuche scheiterten. Das war für mich, gerade auch als Arzt, eine unerträgliche Situation. Jetzt trinke ich seit einem knappen halben Jahr nicht mehr, und mein Leben ist selbstbestimmter, authentischer, glücklicher, und ich besitze deutlich mehr Resilienz und Selbstvertrauen. Ich persönlich finde, du hast da mit deiner Arbeit was geschaffen, was wirklich noch gefehlt hat.

Maike

Ich bin am 13. Mai neunundzwanzig Jahre alt geworden und blicke auf vierzehn Jahre Alkohol zurück. In all diesen Jahren warst du die Erste, die mir ehrlich gesagt hat, dass ich ein Problem habe, und die mir gezeigt hat, dass nüchtern nicht Verzicht, sondern ein neues, aufregendes und besseres Leben bedeutet. Dafür möchte ich dir von Herzen danken. Danke, dass du mir die Scham genommen hast, mein Alkoholproblem anzuerkennen, danke, dass du mich bewegt hast, diesen Schritt endlich gehen zu können. Ich kann es nicht oft genug sagen: vielen, vielen herzlichen Dank!

Saskia

Ich bin seit gestern ein Jahr nüchtern, und als ich zum ersten Mal vor etwa 355 Tagen deinen Podcast gehört habe, war das wie eine Offenbarung für mich. Wir haben es geschafft! Und ich schreibe WIR, weil ich glaube, dass ich ohne deine Informationen und Interviews nie so viel verstanden und gelernt hätte über das Thema Alkohol und deshalb vermutlich irgendwann wieder in alte Gewohnheiten verfallen wäre. Dein Podcast hat mir das Tor zu einer ganz neuen Welt und einem viel besseren Leben geöffnet. Das, was du leistest, ist allein für mein kleines Leben bahnbrechend gewesen. Und dafür möchte ich dir von ganzem Herzen danken!

Marie
Du hast meinen größten Respekt davor, wie du dich überwindest, deinen Weg gehst und ihn gleichzeitig für so viele von uns ebnest.

Abstinenz – ein Akt der Selbstbestimmung

Ich lebe nun seit fünf Jahren ohne Alkohol. Und wenn ich in den Spiegel schaue, sehe ich eine Frau, die ich damals in New York nicht erkannt hätte. Mein Blick ist klar, meine Haut ist rein, mein Körper fit und gesund. Ich bin mittlerweile Mutter von zwei Kindern, habe beim BR gekündigt und mein eigenes Unternehmen gegründet, um mich Vollzeit meiner neuen Aufgabe widmen zu können. Ich beschäftige Mitarbeiterinnen und Mitarbeiter und übernehme die finanzielle Verantwortung für meine Familie. Stefan hat seine Karriere runtergefahren, um mich zu unterstützen und sich mehr um die Kinder zu kümmern. Meine Tätigkeit bringt mich mit wundervollen Menschen zusammen, sie füllt eine Lücke und stößt auf mediales Interesse. Ich kann nicht zählen, wie viele Interviews ich mittlerweile zu dem Thema gegeben habe. Ich schreibe dieses Buch.

Ich hatte befürchtet, in dieser Gesellschaft keinen Platz mehr zu haben, wenn ich nüchtern lebe und zu meinem Problem stehe. Heute fühle ich mich mehr denn je als Teil von ihr. Weil ich sie mitgestalte, anstatt meine Energie damit zu verschwenden, mich selbst zu sabotieren. Weil ich mich in ihr weiterentwickle, anstatt mich kleinzuhalten. Auch das tut manchmal weh, aber das sind Wachstumsschmerzen. Sie führen zu etwas.

Der Schleier ist weg

Meine Herausforderung liegt schon lange nicht mehr darin, das erste Glas stehen zu lassen. Alkohol interessiert mich nur noch beruflich. Ich habe schon seit Jahren kein Bedürfnis mehr, ihn zu trinken. Wenn überhaupt, verspüre ich beim Anblick einer Flasche Wein Erleichterung und denke: *Danke, dass ich das nicht mehr machen muss.* Nein, meine Herausforderung liegt vor allem darin, wieder und wieder für mich einzustehen.

Manchmal fällt es mir zum Beispiel noch immer schwer, andere zu enttäuschen. Doch ich weiß, dass ich mich und meine Zeit schützen muss, um mir und meiner Familie gerecht zu werden. Und ich habe gelernt, mit den schwierigen Gefühlen umzugehen, die entstehen, wenn ich Grenzen ziehe, wenn ich Nein sage. Ich fühle mich nach wie vor verwundbar, wenn ich Position beziehe, und ich will auch heute noch gemocht werden. Aber nicht mehr um jeden Preis. Nicht mehr auf Kosten meiner selbst. Zumal ich weiß, dass mein altes Muster, es allen recht machen zu wollen, einzig und allein dazu führt, dass ich mich überarbeite. Was dazu führt, dass meine Gedankenwelt mich verschlingt und ich die Verbindung zu meiner Familie verliere. Was dazu führt, dass ausgerechnet die Menschen zu kurz kommen, die ich am meisten liebe. Deshalb vergegenwärtige ich mir immer wieder, welche Werte mir am wichtigsten sind: Gesundheit, Liebe,

Authentizität. Und dann richte ich meine Entscheidungen und meine Planung daran aus. Das klappt nicht immer, aber oft.

Ursprünglich dienten solche Maßnahmen dazu, meiner Sucht zu entkommen. Schlussendlich habe ich fürs Leben gelernt. Meine Abstinenz war der Schlüssel zu mir selbst. Dank ihr kenne ich mich so gut, dass ich meine Hürden zu nehmen weiß. Ich spüre, wann ich Hilfe brauche und wann nicht. Kann unterscheiden zwischen schlechtem Tag und Alarmzeichen. Meine Ängste rauben mir nicht mehr die Luft zum Atmen. Sie haben eher den Stellenwert von nervigen Bekannten, die halt hin und wieder vorbeikommen und um die ich mich dann kümmere. Mir ist klar, dass mein Weg nicht aufhört. Doch je länger ich ihn gehe, desto leichter läuft er sich. Der Entschluss, mit dem Trinken aufzuhören, hat so viel Gutes nach sich gezogen, dass ich es manchmal kaum glauben kann.

Der Schleier ist weg, Traurigkeit und Orientierungslosigkeit sind es auch. Ich verbringe gerne Zeit mit mir. Ich schäme mich nicht mehr. Ich mag und respektiere mich. Selbsthass, Neid und Missgunst sind verschwunden, ich kann mich wieder aufrichtig für andere freuen. Ich bin gut zu meinem Körper. Gönne mir Schlaf. Gönne mir Stille. Bewege mich nicht mehr, um abzunehmen, sondern weil es mich entspannt und weil es mir Spaß macht. Ich esse, worauf ich Lust habe. Viel frisches Gemüse und noch immer täglich Kuchen. Aber der Drang, mich damit vollzustopfen, ist verschwunden. Ich habe schnell genug davon. Und das ist mein jüngster Meilenstein. Essen stresst mich nicht mehr. Das habe ich für genauso abwegig gehalten wie ein Leben ohne Alkohol. Aber siehe da: Die positiven Auswirkungen meiner Nüchternheit nehmen kein Ende. Am Anfang zeigten sie sich schnell und deutlich. Mit den Jahren offenbaren sie sich langsamer, dafür umso fundamentaler. Ich habe mittlerweile zum Beispiel auch oft das Gefühl, angekommen zu sein. Wobei ich damit nicht meine, dass ich einen Ring am Finger trage und Kinderwagen vor mir herschiebe. Das ist zwar wunderschön für mich, aber mit ankommen hat es wenig zu tun. Mit diesem Wort verbinde ich mittlerweile vielmehr eine innere Zufriedenheit, die mich regelmäßig überkommt. So ein: *Ich hab zwar noch tausend Dinge vor, will noch viel erreichen, aber gerade muss ich nirgendwo hin. Gerade ist mir alles, was ist, genug.*

Greta
Wie klar auf einmal alles ist und wie viel besser und im wahrsten Sinne nüchterner ich Situationen betrachte und mit ihnen klarkomme, die nicht so schön sind. Ich dachte immer, der Alkohol hilft mir, die Sorgen zu vergessen oder leichter zu nehmen. Aber es ist genau das Gegenteil. Er lullt ein für den Moment und lässt mich aber in Wirklichkeit die Dinge viel größer, trauriger oder verzweifelter sehen. Das alles ist weg, seit ich nicht mehr trinke.

Marco
Ich bin dir so dankbar für mein neues nüchternes Leben, Nathalie. Ich kann wieder in den Spiegel schauen. Ich spüre wieder Mut, Energie, Vertrauen und endlich auch Selbstvertrauen. Und ich glaube jetzt fest daran, dass für mich in meinem Leben noch alles kommen kann, was ich bisher vermisse und mir noch wünsche. Nüchtern habe ich das gute Gefühl, ich bin endlich bereit dafür.

Barbara
Mich hat am Nüchternsein am meisten überrascht, dass ich endlich dieses Gefühl der inneren Ruhe habe. Dieses Gefühl ist wirklich ein Geschenk. Ich suche seit Jahren nach etwas, was dieses Gedankenkarussell in meinem Kopf beruhigt. Endlich ist es da. Das ist so wunderbar!! Ich dachte tatsächlich, dass ich dafür nicht gemacht bin.

Markus

Ich bin einer der größten gesellschaftlichen Lügengeschichten auf den Leim gegangen, die es gibt. Alkohol – der vermeintliche Heilsbringer, der soziale Kitt. Der Entspannung verspricht, Geselligkeit und Abenteuer. Nichts von dem ist wahr. Heute bin ich unendlich froh zu wissen: Ich muss nichts trinken. So vieles hat sich ins Positive verwandelt. Auch nüchtern ist das Leben natürlich nicht einfach nur ein ruhiger Fluss. Aber nüchtern mit den Stromschnellen des Lebens umzugehen gelingt wesentlich leichter als vernebelt im Kopf. Die Hindernisse sind plötzlich nicht mehr übermächtig.

Anne

Ich bin ein so viel netterer Mensch. Ich brauche keinen Alkohol, um lustiger und humorvoller zu sein. Im Gegenteil. Gar nicht. Ich habe unfassbar viel Spaß. Ich bin selbstsicher. Ich bin schön. Ich habe Kraft. Ich bin mutig. Ich kann klar denken. Ich bin ich und sehr zufrieden.

Silke

Mich hat am nüchternen Leben bisher am meisten überrascht, dass es geht und gar nicht so schwer ist. Ich hadere auch nicht. Ich bin einfach nur froh, dass ich mich auf den Weg in mein neues Leben gemacht habe.

Leben

Rosenheim, Juni 2021.

Ich komme nach Hause und habe megagute Laune, weil ich heute Videos für meinen YouTube-Kanal gedreht habe. Es tut mir gut, hin und wieder die Rampensau in mir rauszulassen. Ich schalte mein Handy aus, gehe die Treppe hoch und singe eines der Kinderlieder, die bei uns in Dauerschleife laufen.

Leben ist mehr als Hetzen und Jagen
Leben ist mehr als nur Theorie
Leben ist mehr als Zweifeln und Fragen
Leben ist hier, jetzt oder nie

Ich schließe die Tür auf: »Hallo?« Als Stefan mich sieht, lächelt er. Dann kommen meine Kinder angerauscht.

»Mami, Maaaami«, meine dreijährige Tochter fällt mir in den Arm. Mein einjähriger Sohn stapft hinterher. Beide quietschen vor Freude. Wobei mein Sohn neuerdings eher klingt wie ein kleiner Wal. Es sind die niedlichsten Geräusche dieser Erde.

»Ihr Süßen! Hi!« Ich knutsche die beiden, als gäb's kein Morgen.

»Mami, wir haben Papi einen Streich gespielt.« Stefan grinst.

»Ihr habt Papi einen Streich gespielt? Was habt ihr denn gemacht, meine kleine Quasselstrippe?«

»Papi hat das Wasser aus dem Planschbecken geschüttet und es umgedreht. Aber wir wollten noch spielen. Und als Papa nicht geguckt hat, haben wir mit der Gießkanne oben Wasser draufgegießt.«

»Ihr Schlawiner!«

Meine Kleine lacht, mein Kleiner dreht sich ein paarmal um seine eigene Achse.

»Das war so anstrengend, jetzt brauch ich etwas ganz Kaltes, Mami. Mir ist so warm. Ich brauche etwas ganz, ganz Kaltes.« Ihr Blick wird ernst, und sie fängt an zu nicken. »Wenn Kindern warm ist, brauchen sie etwas gaaaanz Kaltes.«

Stefan nimmt die Hand zum Kinn und schaut nach oben: »Hm, etwas ganz Kaltes. Was könnte das nur sein?«

»Hm«, sage ich. »Eine Gurke vielleicht?«

»Nein!«

»Ein Glas Milch?«

»Nein!«

Sie beugt sich nach vorn und reißt die Augen auf.

»Ein Eis?«

»Jaaaaaa!« Sie hüpft und klatscht in die Hände. Ich gehe zur Tiefkühltruhe und lasse sie eins aussuchen. Dann kommt mein Kleiner, nimmt mich an die Hand und zeigt zur Dachterrassentür: »Da!«

»Willst du schaukeln, mein kleiner Bäribär?«

Er stimmt seinen Walgesang an, und wir gehen raus. Ich setze ihn auf meinen Schoß und fange an zu schwingen. Sein Köpfchen an meiner Nase. Er riecht so gut. Ich kuschle mich an ihn und flüstere: »So schön, dass es dich gibt.« Dann schaue ich in den Himmel. Und kann nicht fassen, was ich sehe. Vor uns schwebt eine riesengroße Wal-Wolke.

Oh mein Gott.

Es ist einer dieser Momente reinen Glücks, die mich oft besuchen, seit ich nüchtern bin. Nicht dieses hohle, schrille Glück, das Alkohol mir gab, um es mir doppelt und dreifach zu entreißen. Sondern sattes, ehrliches Glück.

Eine Zeit lang schweben wir einfach vor uns hin. Mein kleiner Wal, mein großer Wal und ich. Dann kommt meine Tochter auf die Terrasse, legt ihren Kopf zur Seite und sieht uns an mit Stefans blauen Augen.

»Hallo Süße.«

»Hallo Mami.«
»Ich liebe unser Leben.«
»Ich auch, Mami.«

Quellen

Kapitel 1

Borowiak, Simon: Alk: Fast ein medizinisches Sachbuch. Eichborn Verlag 2006.

Deutschenbaur, Lorenz / Walter, Marc: Neurobiologische Effekte von Alkohol. In: Psychiatrie und Neurologie, 1/2014, S. 1–10.

Feuerlein, Wilhelm / Küfner, Heinrich / Soyka, Michael: Alkoholismus – Missbrauch und Abhängigkeit. Entstehung – Folgen – Therapie. Thieme 2008.

McIntosh, C. / Chick, J.: Alcohol and the Nervous System. In: Journal of Neurology, Neurosurgery & Psychiatry (2004), 75 III.16–III.21.

Porter, William: Alcohol Explained. CreateSpace Independent Publishing Platform 2015.

Stüben, Nathalie: Wie Alkohol Deinen Schlaf NEGATIV beeinflusst, 2021, www.youtube.com/watch?v=hLoXOFNt9bY [08.07.2021].

Kapitel 2

Austin, Erica W. / Knaus, Christoph: Predicting the potential for risky behavior among those ›too young‹ to drink as the result of appealing advertising. In: Journal of Health Communication (2000), 5 (1), S. 13–27.

Austin, Erica W. / Chen, Meng-Jinn / Grube, Joel W.: How does alcohol advertising influence underage drinking? The role of desirability, identification and skepticism. In: Journal of Adolescent Health (2006), 38 (4), S. 376–384.

Bayerische Staatskanzlei: Rede des Bayerischen Ministerpräsidenten Horst Seehofer, MdL, anlässlich der Eröffnung der Bayerischen Landesausstellung »Bier in Bayern« am 28. April 2016 in Aldersbach.

de Bruijn, Avalon et al.: Impact of Alcohol Advertising and Media Exposure on Adolescent Alcohol Use: A Systematic Review of Longitudinal Studies. In: Alcohol & Alcoholism (2009), Vol. 44, No. 3, S. 229–243.

de Bruijn, Avalon / van den Wildenberg, Esther / van den Broeck, Anouk: Commercial promotion of drinking in Europe. Key findings of independent monitoring of alcohol marketing in five European countries. Utrecht 2012.

Casswell, Sally / Zhang, Jia-Fang: Impact of liking for advertising and brand allegiance on drinking and alcohol-related aggression: a longitudinal study. In: Addiction (1998), 93 (8), S. 1209–1217.

Chen, Meng-Jinn et al.: Alcohol Advertising: What makes it attractive to youth? In: Journal of Health Communication (2005), 10 (6), S. 553–565.

Deutscher Bundestag: Drucksache 19/16750. Entwicklung einer wirkungsvollen Alkoholstrategie. Antwort der Bundesregierung auf die Kleine Anfrage der Abgeordneten Dr. Kirsten Kappert-Gonther, Maria Klein-Schmeink, Dr. Bettina Hoffmann, weiterer Abgeordneter und der Fraktion BÜNDNIS 90/DIE GRÜNEN. 2020.

Deutsches Krebsforschungszentrum: Fakten zur Krebsprävention: Alkohol und Krebs. Heidelberg 2014.

Deutsches Krebsforschungszentrum: Fakten zur Krebsprävention: Wirkung und Risiken von Alkohol. Heidelberg 2014.

Drepper, Daniel / Saleh-Ebrahimi, Sanaz: Wie die Alkoholindustrie uns dazu bringt, immer weiter zu trinken. Correctiv 2017, correctiv.org/aktuelles/gesundheit/2017/02/22/wie-die-alkoholindustrie-uns-dazu-bringt-immer-weiter-zu-trinken/ [08.07.2021].

Drogenbeauftragte der Bundesregierung: Drogen- und Suchtbericht 2019.

Effertz, Tobias: Die volkswirtschaftlichen Kosten von Alkohol- und Tabakkonsum in Deutschland. In: Deutsche Hauptstelle für Suchtfragen (Hrsg.): Jahrbuch Sucht 2020, S. 225–234.

Freistaat Bayern: Haushaltsplan 2019/2020, www.stmfh.bayern.de/haushalt/staatshaushalt_2019/haushaltsplan/Epl13.pdf [08.07.2021].

Gaßmann, Raphael: Alkoholrepublik Deutschland: Was Sie ausländischen Besuchern besser nicht zu erklären versuchen … In: Deutsche Hauptstelle für Suchtfragen (Hrsg.): Jahrbuch Sucht 2019, S. 216–224.

Grace, Annie: This Naked Mind. Control Alcohol, Find Freedom, Discover Happiness & Change Your Life. Avery 2015.

Hauswald, Thomas: Volksdroge Alkohol – warum dürfen wir uns zu Tode trinken. DokThema, Bayerischer Rundfunk 2019, www.youtube.com/watch?v=YNySpOR6w4c [08.07.2021].

Jernigan, David et al.: Alcohol marketing and youth alcohol consumption: a systematic review of longitudinal studies published since 2008. In: Addiction (2016), 112 (Suppl. 1), S. 7–20.

John, Ulrich et al.: Alkohol. In: Deutsche Hauptstelle für Suchtfragen (Hrsg.): Jahrbuch Sucht 2021, S. 37–54.

London Real: DAVID NUTT – DRINK? Why Alcohol Is The Most Damaging Drug In The World – Part 1/2, www.youtube.com/watch?v=bASaIJMxMqI [08.07.2021].

Nutt, David: Drink? The New Science of Alcohol and Health. Yellow Kite 2020.

Nutt, David J./ King, Leslie A. / Philips, Lawrence D.: Drug harms in the UK: a multicriteria decision analysis. In: The Lancet (2010), Volume 376, Issue 9752, S. 1558–1565.

Oppermann, Jochen: Im Rausch der Jahrhunderte. Alkohol macht Geschichte. marix Verlag 2018.

Orth, Boris / Merkel, Christina: Der Alkoholkonsum Jugendlicher und junger Erwachsener in Deutschland. Ergebnisse des Alkoholsurveys 2018 und Trends. BZgA-Forschungsbericht. Köln 2019.

Otto, Kim / Köhler, Andreas / Baars, Kristin: Die Darstellung von Drogen und Sucht im deutschen Fernsehen. Abschlussbericht. Würzburg 2017.

Private Brauereien: Das Reinheitsgebot von 1516, private-brauereien.de/de/reinheitsgebot/was-ist-das-reinheitsgebot-von-1516/index.php [08.07.2021].

Proctor, Dwayne C. / Babor, Thomas F. / Xuan, Ziming: Effects of cautionary messages and vulnerability factors on viewers' perceptions of alcohol advertisements. In: Journal of Studies on Alcohol (2005), 66 (5), S. 648–57.

Rummel, Christina / Lehner, Birgit / Kepp, Jolanthe: Daten, Zahlen und Fakten. In: Deutsche Hauptstelle für Suchtfragen (Hrsg.): Jahrbuch Sucht 2021, S. 9–34.

Schreiber, Daniel: Nüchtern. Über das Trinken und das Glück. Hanser Berlin 2014.

Stüben, Nathalie: Alkohol: Verflechtung zwischen Politik und Industrie – Interview mit Rolf Hüllinghorst, 2021, www.youtube.com/watch?v=JLAdrJFaTUA [08.07.2021].

Voogt, Carmen et al.: From Age 4 to 8, Children Become Increasingly Aware About Normative Situations for Adults to Consume Alcohol. In: Alcohol and Alcoholism (2020), Volume 55, Issue 1, S. 104–111.

World Health Organisation: Alcohol marketing in the WHO European Region. Update Report on the Evidence and Recommended Policy Actions. Copenhagen 2020.

World Health Organisation: Global Status Report on Alcohol and Health 2018.

Kapitel 3

Jellinek, Elvin Morton: The Disease Concept of Alcoholism. Hillhouse Press 1960.

Scheidel, Ansgar: Die Gier nach dem ersten Schluck. Ein Leserartikel in: zeit.de, 2015, www.zeit.de/wissen/gesundheit/2015-06/alkoholismus-erfahrung-erster-schluck-morgen [08.07.2021].

Soyka, Michael: Wenn Alkohol zum Problem wird. Suchtgefahren erkennen – den Weg aus der Abhängigkeit finden. TRIAS 2009.

Soyka, Michael: Diagnostische Kriterien für Suchterkrankungen. In: Soyka, Michael et al. (Hrsg.) (2019): Suchtmedizin. Elsevier, S. 4–11.

Kapitel 4

3nach9: Nathalie Stüben über den Weg aus dem Alkohol, 2019, www.youtube.com/watch?v=S47w21eK-dA [08.07.2021].

Deutsche Rentenversicherung: Sucht-Rehabilitation, Antrag stellen, www.deutsche-rentenversicherung.de/DRV/DE/Reha/Medizinische-Reha/Sucht-Reha/sucht-reha.html [08.07.2021].

Glaser, Gabrielle: The Irrationality of Alcoholics Anonymous. In: The Atlantic, 2015, www.theatlantic.com/magazine/archive/2015/04/the-irrationality-of-alcoholics-anonymous/386255/ [08.07.2021].

Seitz, Helmut K. / Thoms-Hoffmann, Ingrid: Die berauschte Gesellschaft: Alkohol – geliebt, verharmlost, tödlich. Kösel Verlag 2018.

Wienberg, Günther / Driessen, Martin (Hrsg.): Auf dem Weg zur vergessenen Mehrheit: Innovative Konzepte für die Versorgung von Menschen mit Alkoholproblemen. Psychiatrie-Verlag 2001.

Kapitel 5

Anonyme Alkoholiker: Anonyme Alkoholiker. Ein Bericht über die Genesung alkoholkranker Männer und Frauen [Blaues Buch]. Anonyme Alkoholiker Interessengemeinschaft e.V. 2009.

Anonyme Alkoholiker: Bill und Bob: Lebensdaten und letzte Reden. Anonyme Alkoholiker Interessengemeinschaft e. V. 1996.

Brand, Russell: Recovery: Freedom From Our Addictions. Bluebird 2017.

Dale, Christopher: An insane »feminist« attack on Alcoholics Anonymous. In: New York Post, 2020, nypost.com/2020/01/08/an-insane-feminist-attack-on-alcoholics-anonymous/ [08.07.2021].

Dodes, Lance / Dodes, Zachary: The Sober Truth: Debunking the Bad Science Behind 12-Step Programs and the Rehab Industry. Beacon Press 2014.

Gerste, Ronald D.: Frontale Lobotomie, eine Methode, die das Leben vieler Patienten zerstört hat. In: Ärzte Zeitung online, 2005, www.aerztezeitung.de/Panorama/Frontale-Lobotomie-eine-Methode-die-das-Leben-vieler-Patienten-zerstoert-hat-328683.html [08.07.2021].

K, Bob: Frank Buchman and the Oxford Group. In: AA Agnostica, Key Players in AA History, 2013, aaagnostica.org/2013/11/03/frank-buchman-and-the-oxford-group/ [08.07.2021].

Kurtz, Ernest: Not God: A History of Alcoholics Anonymous. Hazelden 1991.

McCarthy, Jean: The Bubble Hour Podcast, William Schaberg, Author of »Writing the Big Book«, 2019, https://podcasts.apple.com/ke/podcast/william-schaberg-author-of-writing-the-big-book/id580501108?i=1000455334201 [08.07.2021].

McKowen, Laura / Whitaker, Holly: HOME Podcast, Episode 101: Veronica Valli and AA, 2017, soundcloud.com/thisishomepod/episode-101-veronica-valli-and-aa [08.07.2021].

Moeller, Michael Lukas: Die Idee der Anonymen Alkoholiker und ihr Einfluss auf die Medizin. Ansprache auf dem öffentlichen Informations-Meeting des deutschsprachigen AA-Treffens »30 Jahre Anonyme Alkoholiker in Deutschland«, Frankfurt 1983.

Murken, Sebastian: Das Konzept der Zwölf Schritte und der »Höheren Macht«. In: Prävention (2008), Schwerpunktheft Spiritualität und Gesundheit, S. 57–60.

Schreiber, Daniel: Nüchtern. Über das Trinken und das Glück. Hanser Berlin 2014.

Valli, Veronica: The Misinformation about Alcoholics Anonymous and Sobriety, 2020, www.veronicavalli.com/blog/2020/1/12/the-misinformation-about-alcoholics-anonymous-and-sobriety-1 [08.07.2021].

Whitaker, Holly: Hi, my name is Holly. And I'm NOT an alcoholic*. (*Because there is no such thing.). In: Hip Sobriety, 2014, www.hipsobriety.com/home/2014/12/16/my-name-is-holly-and-im-not-an-alcoholic-because-no-one-is [08.07.2021].

Whitaker, Holly: The Patriarchy of Alcoholics Anonymous. In: New York Times, 2019, www.nytimes.com/2019/12/27/opinion/alcoholics-anonymous-women.html [08.07.2021].

Whitaker, Holly: Quit Like a Woman: The Radical Choice to Not Drink in a Culture Obsessed with Alcohol. The Dial Press 2019.

Zocker, Horst: Betrifft: Anonyme Alkoholiker – Selbsthilfe gegen die Sucht. C.H. Beck 1997.

Kapitel 6

After Skool: How Childhood Trauma Leads to Addiction – Gabor Maté, 2021, www.youtube.com/watch?v=BVg2bfqblGI [08.07.2021].

dasGehirn.info: Falk Kiefer: Fokus Suchterkrankungen, 2017, www.youtube.com/watch?v=irzjPPJm7Fc [08.07.2021].

Fischer, Gottfried / Riedesser, Peter: Lehrbuch der Psychotraumatologie. UTB 2009.

Heather, Nick: Addiction Theory Network: Ursprünge, Ziele, aktueller Stand und Sichtweisen auf Sucht. In: akzept e. V. Bundesverband; Deutsche AIDS-Hilfe (Hrsg.) (2019), 6. Alternativer Drogen- und Suchtbericht, S. 32–39.

Kelly, John F.: E. M. Jellinek's Disease Concept of Alcoholism. In: Addiction (2019), 114 (3), S. 555–559.

Lindström, Lars: Managing Alcoholism. Matching Clients to Treatments. Oxford Medical Publications 1992.

Heinz, Andreas: Der Begriff der psychischen Krankheit. Suhrkamp 2014.

Heinz, Andreas / Roth, Gerhard: Das Gehirn selbst nimmt sich nicht wahr: Hirnforschung und Psychotherapie (Psychotherapeutische Dialoge). Vandenhoeck & Ruprecht 2017.

Jellinek, Elvin Morton: Phases of Alcohol Addiction. In: Quarterly Journal of Studies on Alcohol (1952), 13 (4), S. 673–684.

Jellinek, Elvin Morton: Phases in the Drinking History of Alcoholics. Analysis of a Survey Conducted by the Official Organ of Alcoholics Anonymous. Memoirs of the Section of Studies on Alcohol. In: Q J Stud Alcohol (1946), 7, S. 1–88.

jung & freudlos – dein Podcast aus der Psychiatrie: Traumatisierung und Traumatherapie. Interview mit Trauma-Experte Dr. Jörg Angenendt, 2021, juf.podigee.io/66-traumatisierung [08.07.2021].

Küfner, Heinrich / Soyka, Michael: Alkoholismus – Missbrauch und Abhängigkeit. Entstehung – Folgen – Therapie. Begründet von Wilhelm Feuerlein. Thieme 2008.

Lewis, Marc: Addiction and the Brain: Development, Not Disease. In: Neuroethics (2017), 10, S. 7–18.

Lewis, Marc: The Biology of Desire. Why Addiction Is Not a Disease. Perseus Book Group 2015.

Maté, Gabor: In the Realm of Hungry Ghosts. Close Encounters with Addiction. Knopf Canada 2008.

Snoek, Anke / Matthews, Steve: Introduction: Testing and Refining Marc Lewis' Critique of the Brain Disease Model of Addiction. In: Neuroethics 2017, 10, S. 1–6.

Soyka, Michael: Wenn Alkohol zum Problem wird. Suchtgefahren erkennen – den Weg aus der Abhängigkeit finden. Trias 2009.

Spode, Hasso: Alkoholismus. In: Aus Politik und Zeitgeschichte (2008), Droge Alkohol, APuZ 28, S. 3–9.

Spode, Hasso: Sucht aus historisch-soziologischer Sicht. In: Badura, Barbara et al. (Hrsg.) (2013): Fehlzeiten-Report: Verdammt zum Erfolg – die süchtige Arbeitsgesellschaft? S. 11–19.

Subkowski, Peter: Die psychoanalytische Sicht der Abhängigkeitserkrankungen. In: Psychotherapeut (2000), 45, S. 253–266.

Vaillant, George: Conversation with George Vaillant. In: Addiction (2005), 100 (3), S. 274–80.

Vaillant, George: The Natural History of Alcoholism Revisited. Harvard University Press 1995.

Wolf, Julia: Auf dem Weg zu einer Ethik der Sucht: Neurowissenschaftliche Theorien zur Sucht und deren ethische Implikationen am Beispiel der Alkohol- und Heroinsucht. Dissertation der Fakultät für Biologie der Eberhard Karls Universität. Tübingen 2003.

Kapitel 7

Armchair Expert LIVE FROM AUSTIN: Brené Brown, 2018, armchairexpertpod.com/pods/brene-brown [08.07.2021].

Brown, Brené: Die Macht der Verletzlichkeit. TEDx Houston, 2010, www.ted.com/talks/brene_brown_the_power_of_vulnerability [08.07.2021].

Brown, Brené: The Gifts of Imperfection: Let Go of Who You Think You're Supposed to Be and Embrace Who You Are. Hazelden 2010.

Brown, Brené: Daring Greatly. How the Courage to Be Vulnerable Transforms the Way We Live, Love, Parent, and Lead. Gotham Books 2012.

Shapiro, Shauna: Good Morning, I Love You: Mindfulness and Self-Compassion Practices to Rewire Your Brain for Calm, Clarity, and Joy. Sounds True Inc 2020.

Danksagung

Dieses Buch ist auf einer sagenhaften Basis entstanden. Ich bin so dankbar für die wundervollen Menschen um mich herum, die alle auf ihre Weise dazu beigetragen haben.

Allen voran geht mein Dank an meine Tagesmutter und Haushaltshilfe Milica Golubović sowie an Mojdeh Mastouri und ihr fantastisches Kita-Team. Mit Ihrer hervorragenden Arbeit haben Sie mir ermöglicht, mich für viele Stunden voll auf mein Schreiben konzentrieren zu können. Danke für all die Aufmerksamkeit und Hingabe, die Sie meinen Kindern schenken. Dieser Dank geht auch an meine Schwiegereltern Annemarie und Robert Huber. Danke für all die Wochenenden, Mittag-, Kuchen- und Abendessen. Ihr habt uns damit unheimlich entlastet.

Danke an meine engste Mitarbeiterin und Freundin Nathalie Pedrojetta. Deine Mithilfe bei diesem Projekt war für mich ebenfalls von unschätzbarem Wert. Danke für Deine Genauigkeit, Deinen Fleiß, Deinen Scannerblick und Dein großes Herz. Es ist so schön, dass Du in mein Leben getreten bist.

Das gilt auch für mein restliches OAmN-Team, also für Susanne Gottselig-Fahrmeier, Marco Gerten, Jenny Guttmann und Alexandra Niehaus. Danke, dass Ihr so felsenfest hinter mir steht. Es ist der Hammer, wie sehr ich mich auf Euch verlassen kann.

Danke an meine Geschäftspartner Puria Ravahi, Charles Fischer und Luis Kallaene. Danke, dass Ihr mich und meine Mission so großartig dabei unterstützt zu wachsen.

Dieser Dank geht auch an meine Life-Balance-Coachin Lisa Jöhren. Oh Lisa, ich bin Dir so dankbar. Du hast mir gezeigt, wie ich all meine Projekte, meine Familie und Zeit für mich unter einen Hut kriege – und das alles oft auch noch genießen kann! Du bist der Wahnsinn und leistest unheimlich wertvolle Arbeit.

Danke an meine fantastische Agentin Andrea Wildgruber sowie an alle beteiligten Verlagsmitarbeiterinnen von Kailash bzw. Penguin Random House, vor allem an Caroline Colsman und Stephanie Taverna. Danke für Eure Begeisterung für dieses Projekt, für Euer Vertrauen und all die Freiräume, die Ihr mir gegeben habt. Das war eine echt schöne und entspannte Zusammenarbeit. Danke.

Danke an Prof. Dr. Michael Soyka, Dr. Sepideh Ravahi, Rolf Hüllinghorst und Prof. Dr. Dr. Andreas Franke fürs Gegenlesen. Ich weiß das sehr zu schätzen und freue mich riesig auf unsere weitere Zusammenarbeit.

Danke an Christian Sommer für Deine Knallerillustrationen. Und danke an Daniela Hofner, Luca Köhler und Lucas Freitag für dieses obercoole Cover.

Danke an alle Menschen, die diesem Buch ihre Stimmen geschenkt haben. Und danke an alle, die OAmN bis hierher schon begleitet haben. Danke für Euer Vertrauen, Eure Treue und Eure Geschichten. Ich freue mich auf alles, was wir gemeinsam noch bewegen werden.

Danke an meine Freundinnen und Freunde Gwendolin Koch, Felicitas Boeselager, Markus Ehrlich, Sanja Frisella, Deniz Aykanat, Mirijam Trunk, Claudia Schwittay, Janna Schüller, Mikaël Hoffmann, Sandra Hanas, Julia Meier, Dagmar Bohrer-Glas, Christina Jagla und Christian Fahrenbach. Danke, dass Ihr mich in Euer Herz geschlossen habt. Ich trage Euch täglich in meinem.

Danke an meine Cousine Dr. Jana Heldmann-Hammes von den Pluszahnärzten in Düsseldorf. Ich werde Dir nie vergessen, dass Du mir mein Lächeln zurückgegeben hast.

Danke an meinen Bruder Dominik Stüben. Danke für Deine liebe, tolle Art. Und danke, dass Du immer alles für mich nachrechnest.

Danke an meine Eltern Marion und Andreas Stüben – für alles, was Ihr mir mitgegeben und ermöglicht habt. Und vor allem für Eure bedingungslose Liebe, an der ich selbst in meiner dunkelsten Zeit nicht eine Sekunde gezweifelt habe.

Danke an meine hinreißenden Kinder und danke an ihren Vater. Stefan, Dir begegnet zu sein ist mein großes Glück. Ohne Dich hätte es das alles nicht gegeben. Danke, dass Du mich begleitest und ermutigst. Dass Du mich so liebst, wie ich bin. Und dass Du das schon getan hast, als ich es noch gar nicht war. Ich freue mich jeden Tag, Dich an meiner Seite zu haben. *We've only just begun.* Ich liebe Dich.

Sachregister

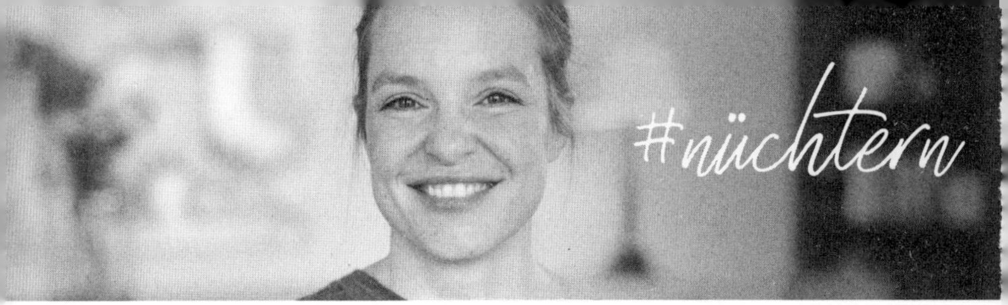
#nüchtern